U0369065

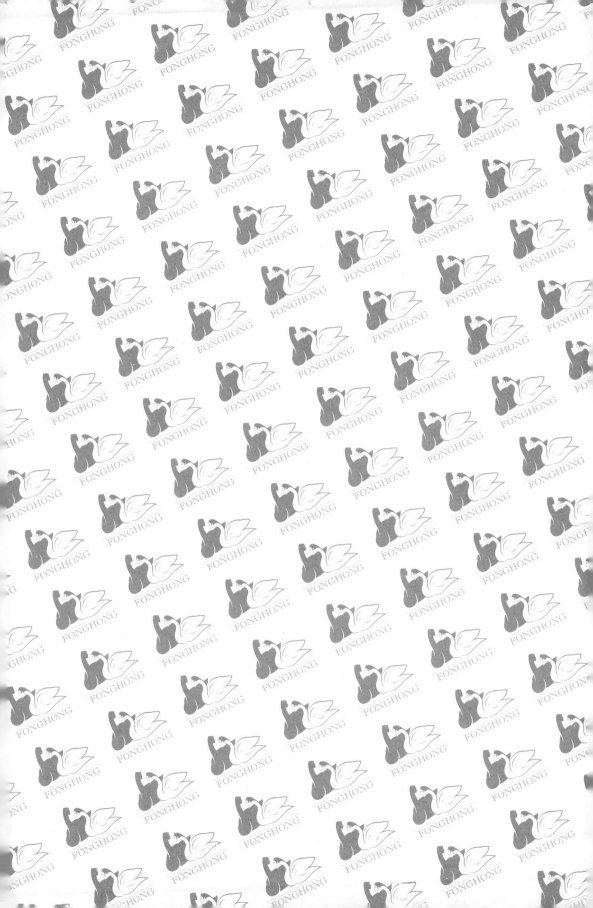

如果医生得了高血压

王 勇 宋 雷 邹玉宝

主编

江苏凤凰科学技术出版社

图书在版编目(CIP)数据

如果医生得了高血压 / 王勇，宋雷，邹玉宝主编.
— 南京：江苏凤凰科学技术出版社，2014.11
ISBN 978-7-5537-3977-9

Ⅰ．①如… Ⅱ．①王… ②宋… ③邹… Ⅲ．①高血压
—防治 Ⅳ．①R544.1

中国版本图书馆CIP数据核字(2014)第278821号

如果医生得了高血压

主　　　编	王　勇　宋　雷　邹玉宝
责 任 编 辑	孙连民
全 案 策 划	安雅宁
特 约 编 辑	杨　娟　赵　娅
责 任 校 对	郝慧华　陈晓丹

出 版 发 行	凤凰出版传媒股份有限公司
	江苏凤凰科学技术出版社
出版社地址	南京市湖南路1号A楼　邮编：210009
出版社网址	http://www.pspress.cn
经　　　销	凤凰出版传媒股份有限公司
印　　　刷	北京市兆成印刷有限责任公司

开　　　本	700mm×1000mm　1/16
印　　　张	16.5
字　　　数	177千字
版　　　次	2015年3月第1版
印　　　次	2015年3月第1次印刷

标 准 书 号	ISBN 978-7-5537-3977-9
定　　　价	32.00元

图书如有印装质量问题，可随时向我社出版科调换。

作者序一
用知识搭设健康之桥

老子云："福兮祸所倚，祸兮福所伏。"近年来，我国经济飞速发展，人民的物质生活水平迅速提升。但是，高速的发展也给人们的身体健康带来隐患。例如，工业发展带来环境污染，致使我国北方雾霾天大幅增加，严重影响人们的身心健康。还有竞争带来的巨大工作压力，让很多年轻人吃饭和作息不规律、长时间不运动，甚至染上抽烟酗酒等恶习，亚健康人群日益扩大。

长期在这样的环境下生活，身体总有一天难以承受，最终的结果就是生病。遗憾的是，我国人口众多，目前的医疗资源远远无法满足所有患者的需求。有资料显示："中国的医药卫生总体水平被世界卫生组织排在第144位，而卫生公平性竟被排在第188位，全世界倒数第4位。这与我国的大国地位、与我国飞速发展的经济状况，以及与我国的国家性质相差甚远，医药卫生事业的严重滞后已成为我国社会发展的瓶颈。"[1]

从医疗现状上看，各家大型医院人满为患，诊室内人头攒动，患者往往经历数小时等待却只能换来医生的寥寥数语。而医生们呢？也异常辛苦。他们加班加点、周末无休，依然忙得不可开交，更有甚者，我们经常听到医生们英年早逝的噩耗。

医生并非不想对每一位患者做出详细的病情分析和完备的指导，但有

---

[1]《中国卫生公平性被排全世界倒数第4位》，《南方日报》，2007年3月12日。

太多患者在等候，平均到每一位患者身上的有限的时间，让医生们只能止步于给出诊疗意见和用药指导。且因人口基数大、医生数量有限、国家投入有限等客观因素，此情况将长期存在。

如何解决这种情况？许多有识之士都在思考。这套书的编写也正基于此考虑。我们旨在通过文字，搭设一座医生与患者沟通的桥梁，将医生没来得及在诊室内条分缕析、详细阐述的话写在纸上，为您提供疾病预防、就医指南、日常护理等方面的详细内容，让书中的知识如同家庭医生一般陪伴您左右，守护您的健康。

这套书在内容上有三大特点：

1.以通俗易懂的科普方式，讲解疾病的成因及治疗原理等问题。通过阅读，您将了解疾病的起因，明白如何通过改变自己的生活方式与疾病抗争。

2.本书特别讲解了慢性疾病防治办法，将慢性疾病的防治渗透到您的日常生活中，时时刻刻守护您的健康。

3.本书强调了日常健康管理的重要性。通过阅读，您能及早发现生活中的健康隐患，并及时改正，从而提高生命质量。

这套书包含了笔者多年丰富的健康管理经验和临床经验，希望能为您打开一扇通往健康的门。更希望阅读这套书的过程，是医生与患者进行的一次关于健康、医患关系、生命的意义的深度交流，能为守护患者的健康、化解僵硬的医患关系尽一份绵薄之力。

王勇

2015 年 1 月 1 日

普及医学常识，让高血压可防可控

　　我国疾控中心的调查报告显示，截至 2010 年，中国的高血压患者人数已经超过 2 亿，而且还在以每年 1000 万的数量增长。而中国每年死亡的 300 万心血管病患者中，50% 都与高血压有关。可以说，高血压是一个危害我们健康的极其危险的隐形杀手。

　　除了调查数据，身为医生我还有一个非常直观且痛心的发现：临床上，高血压患者几乎都是在发生中风、冠心病、心肌梗死、肾功能衰竭等重症症状后，才入院治疗。因为很多人刚开始患高血压时，并没有觉得难受或怎么样，所以他们并不知道自己血压已经很高了且随时有发生危险的可能。我们把这些高血压患者称为"隐性病人"，他们的处境相当危险。

　　然而遗憾的是，目前我们国家常规体检还不够普及，人们的自我保健意识也还不够强，这种"隐性病人"特别多。调查显示，不知道自己已经血压偏高的患者比例高达 31.6%。而且即便是知晓者，也只有约 500 万人能坚持治疗，更多的患者是采取"三天打鱼，两天晒网"的方式治疗，效果也就可想而知了。

　　事实上，及早治疗是可以防控高血压的。很多中青年人所患的高血压，往往是波动性的。压力大时、睡眠少时，以及在一些情绪的影响下，血压就会升高一些。也就是说，在发作的初期，血压升高往往不稳定，所以并不是真正的高血压。假如我们对血压在"120/80 ~ 139/89mmHg"之间的人群进行积极的药物治疗，这些人高血压的发生是有可能预防或推迟的。

　　但是，如果我们此时没有进行有效的干预，让血压继续波动，高血压会进一步发展，血压升高逐渐趋向稳定，最后我们就真的患上高血压了。

尽管原发性高血压的发病原因很复杂，但总的来说，大家都承认它是一种生活方式病。也就是说，假如我们能够注意养成良好的生活习惯，就有可能预防高血压的产生。可惜很多人都不具备这种自我保健的意识和能力。

我遇到过一些病人，虽然他们能按医嘱服药，而且用药量甚至已经超过常规用量，但血压控制还是不理想。后来我了解到，原来他们有的天天打牌到深夜，有的饮食无度，有的酗酒吸烟，总之就是有各种各样的坏习惯。当他们在我的再三劝告与叮嘱下慢慢改掉这些不良习惯之后，血压很快就控制到正常范围之内了，而且用药量也大大减少，收到了理想疗效。

从上面这个例子我们就能体会到，提高高血压患者及潜在高血压患者的自我保健意识和能力，可谓任重道远。其中最基础的一点是，很多在医生看来是常识性的知识，患者未必知道。但医生往往没有时间也不太可能把所有常识都向每个患者一一讲述，因此，普及这些救命的知识成了最基础也最刻不容缓的全民健康问题。比如，减少饮食中的盐摄取、多吃水果和低脂食品、坚持运动、减轻体重、减少饮酒、控制情绪等，都有助于降低血压。这些常识，你可以不知道，但一旦知道，就极有可能让你远离高血压这一顽疾。

为了让人们远离高血压的威胁，为了让高血压患者拥有更高的生活质量，我把我所知道的关于高血压的各种必须知道的常识，以及我多年医疗实践的经验积累呈现在这里，希望这些知识真正能在日常生活中对您有所帮助，能助您摆脱高血压的困扰。

———— * ————

第三章 **饮食降血压**
吃什么和怎么吃非常关键·075

第六章 **预防高血压**
血压高不高，生活习惯说了算·207

走近高血压
认清这个隐形杀手的真面目

在我国，高血压因其高发病率、高死亡率，被称为慢性病中的"第一疾病"。要想防控高血压，首先要对高血压有一个正确且充分的认识。一方面，这样才有利于摆正态度，在疾病面前也能更加从容；另一方面，这样能大大消除一些预防、治疗观念上的误区，从而更好地指导自己的日常生活，远离高血压。

知己知彼：什么是血压

—— * ——

在具体谈论高血压之前，我想知道大家是不是真的知道"血压"是什么。据我自己做的调查来看，大多数人都说不清楚血压究竟是怎么回事，还有的人甚至会把"高压""低压"与"高血压""低血压"混为一谈。所以，在了解各种预防、治疗高血压的知识之前，我们有必要先来认识一下我们要讨论的主体对象——血压，它究竟是什么。

血压就是血液产生的压力？不完全准确

"血压"这个词大家都非常熟悉，从小到大每次体检都会量血压，可是大家知道到底什么是血压吗？有人会说："血压嘛，就是血液产生的压力。"这是我最常听到的答案，它比较接近事实，但并不完全准确。

血压（blood pressure，BP）的全称是体循环动脉血压，它是我们体内的血液在血管里面流动时，对血管壁产生的压力。我们量血压时测得的数值，特指的是侧压力，即侧向面所受的外力大小。虽然大家都害怕高血压，可是真没了这种压力，麻烦可就大了。因为正是有这种压力作动力，血液才得以在血管里流动。

"高压"和"低压"，一颗红心两种表达

我们量血压时有一个"高压"、一个"低压"，这又是怎么回事呢？这得从我们的循环系统说起。血液能在血管里循环流动，到达全身各个器官，全都靠心脏的跳动。心脏就像一个水泵，它日夜不停地、有节律地搏动着，把血液"泵"进血管，再运送到全身。

心脏在跳动的时候，是要一张一缩的。不管心脏是收缩还是舒张，都会对血管壁产生一定的压力。当心脏收缩时，心脏里血液最少，血管里血液最多，身体大动脉里面的压力最高，我们把这时候血管壁受到的压力称为"高压"，也叫"收缩压"（systolic blood pressure，SBP）。当心脏舒张时，心脏里血液最多，血管里血液最少，身体大动脉里面的压力最低，这时候测得的压力叫作"低压"，也叫"舒张压"（diastolic blood pressure，DBP）。现在大家应该知道了，我们平时量血压时得到的两个数值，分别代表的是血管壁受到的最大压力和最小压力。

知道了血压是怎么回事，我们才能谈论它的意义。由于正常的血压是血液循环流动的前提，所以一旦血压不正常，就代表血液在身体里面的循环有问题，也就说明身体的某些器官可能没有足够的血液供应，显然，接下来身体正常的新陈代谢也会受影响。一旦血压消失，人也就失去生命了。所以，血压不管是过高还是过低，后果都很严重。

天时地利人和：测血压的学问

———— * ————

血压个性不坚定，易受影响波动大

血压本身是非常容易受影响的。凡是能够影响到心脏输入量以及血管外周阻力的因素，都能够对血压产生影响。

比如，你刚刚爬了几百级台阶登上山顶，感觉自己的心脏怦怦地跳动，仿佛要从胸口蹦出来，如果你这时候量血压，测量出来的数值一定是比平时高的。

因为这时候你的心跳频率非常高，使得心脏的舒张期明显缩短了，舒张压，也就是低压，此时一定会明显上升，但是，这并不代表就是高血压。

量血压时，我们测到的都是某一很短的时间段里血管壁受到的压力，而且即便是同一时间段里，量左胳膊与右胳膊得出来的血压数值也是不一样的。

再加上血压非常容易受到影响，同一个人同一天内测出来的数值波动也可以很大。所以，如何测量血压，以及怎样判断自己是不是高血压，这其中是有学问的。

偶测血压和基底血压都是"好血压"

在临床上，我们把血压分为两类：一类是基底血压（Basal pressure），就是早晨起床之前或者住院卧床休息期间量出来的血压；另一类是偶测血压（Casual pressure），就是在没有任何准备的情况下测出来的血压。一般我们看病时、体检时，或者自己在家想起来要测血压时，这些随时、偶然测出来的血压值都是偶测血压。一般来说，大部分健康人测出来的血压都是偶测血压，所测得的数值是能比较准确反映身体健康情况的。但在临床上，尤其是对于高血压患者来说，基底血压才是最重要、最有参考价值的。

既然基底血压最具参考价值，那么量血压最好的时间当然是醒来之后、起床之前，或者晚上睡觉之前。因为我们的血压值通常在睡前 2 小时开始下降、起床后 2 小时开始上升，所以，早、晚测量的数值是最具有参考价值的。当然，除非你是在医院住院的病人，否则这个时间一般都是在家里的床上躺着，需要自己测量。

如果早晚测基底血压比较难，也可以在舒适平躺 30 分钟后，再测血压，这时候测出来的，就是基底血压，是我们身体血压较为客观准确的反映。另外，如果你正在服用降血压药物，那肯定是要在吃药前进行测量的。

当然，偶测血压也是非常有意义的，它最大的好处是可以随时测量，没有那么多条件限制。而且，我们去医院时测出来的基本上都是偶测血压。

不过大家需要注意的是，由于血压非常容易受到影响，高低起伏很大，因此测出来的血压在不同时间和不同地点会有不同的读数，所以最好多测几次取平均值，这样会更加科学客观。

学会测血压，我的健康我做主

现在大多数家庭都有条件配备一台血压计，我建议大家选择符合国际标准、精准度高、便利性强的电子血压计，它的使用方法非常简便，大家可以学习正确测量血压的方法，然后自己测量血压，以掌握血压变动情况，保证自己的身体健康。现在我们就来学习血压计的具体使用方法。

1. 让家人用中空的橡皮袖套，缠绕被测者的上臂。这种皮袖套的一端是用橡皮管与压力计连接，另一端则连接橡皮气囊。

2. 家人通过反复挤压橡皮气囊，把空气打进橡皮袖套，使上臂的动脉压扁，血液暂时中止流动，然后慢慢降压。

3. 在这个过程中，当血液开始流动发出声音时记录下来的压力，是收缩压，也就是高压。

4. 然后继续将袖套内的空气放出，继续听血液流动的声音，当听不到声音的时候记录下来的压力，是舒张压，也就是低压。

简单学完量血压的过程和原理，我们就可以来谈谈测量血压要注意的事项了。

外部环境。测量血压的环境应该安静、温度适当，这是必要的环境要求。

准备措施。测量前至少休息 5 分钟，测量前半小时禁止吸烟，不要喝浓茶或者咖啡，也不要吃太饱，而且最好排空小便。

测量姿势。测量的时候，最好坐着，全身肌肉要放松。测量右上臂，当然左上臂也是可以的，数值会略有差异，不过不会很大。最好把袖子捋上去，不要让它挤压到测量用的袖带，尽量把自己的肘部和心脏放在同一水平面上，这样可以让测出来的数值更加准确。

情绪控制。要避免紧张、焦虑、激动等情绪，因为它们都可能引起血压数值的波动。

一般来说，连续测压的时候往往是第一次准确性较高，第二、第三次较低。所以大家每次测血压的时候，尽可能一次成功，如果需要接着测，中间至少要隔上 15 秒钟。

经常测血压，关注血压变化，有备无患

出于对疾病的恐惧以及对专业人士的信赖，很多人都更相信医院的设备、医生的判断。虽然我是医生，虽然很多疾病的确不可以自己擅自诊断用药，但是在量血压这个问题上，我还是鼓励大家自己在家经常测量血压。

我见到很多高血压病人，他们平时自己不测血压，而是每月来看病取药时让我给他们测一次血压。因为他们认为自己测压不准，医生测的才最准。但他们不知道的是，让医生量血压有可能会出现一点弊端。

前一阵子我接待过一位患者，她今年 56 岁了，来看病时是这样跟我

说的："大夫，你帮我分析分析我这到底是不是高血压。我最近老是感觉四肢乏力，肌肉酸痛，肌肉好像在发抖，腰酸背疼。亲戚跟我说，你这可能是高血压的症状，得赶紧去医院瞧瞧。我自己在家量了量，高压（收缩压）125（mmHg），低压（舒张压）80（mmHg），没问题啊。不过感觉不放心，就去我们家附近的社区医院量了量，结果高压（收缩压）140（mmHg），低压（舒张压）100（mmHg），医生给我确认是高血压二期。可是我觉得自己一向体检血压都没问题啊，自己回家又量了量，高压（收缩压）121（mmHg），低压（舒张压）78（mmHg），还是没问题呀。你说我这血压到底高不高？"

针对这位女士的情况，不知道大家有没有听过一个词，叫"白大褂高血压"或"白大褂效应"。它说的是在医院这一特殊环境下测量血压时，有的病人会因为看到穿白大褂的医生、护士，不由自主地产生紧张感，导致血压值升高。一般来说，"白大褂效应"会让收缩压比平常约高20mmHg，舒张压比平常高10mmHg。这点差距，已经足以影响我们判断自己是否血压偏高了。而这位女士呢，她就属于这种情况。我跟她解释清楚并让她放松心情，然后给她连续测量多次，确定她没有高血压。

一般来说，测血压有三种途径，一种是在医院由医生测量，一种是自己在家测量，还有一种是24小时动态血压监测。由于人的血压在一天24小时内不是固定不变的，而是在一定范围内上下波动，所以，24小时动态血压是说我们在日常生活状态下，每过15 ~ 30分钟就测量一次血压，尽量让白天和晚上都保持同样的测量频率，连续监测24个小时。在这三种方式中，24 小时动态血压测得的结果最准确。

我们在家里自己测血压测出来的数值，其准确性介于医院测出来的数值和 24 小时动态血压之间。而且无数患者的经验表明，我们自己在家测出来的血压，和 24 小时动态血压之间是没有明显差异的，也就是说，只要你测量方法没问题、仪器没问题，在家测出来的血压是比在医院测出来的偶测血压更准确的。所以，我建议大家如果担心自己的血压不够正常，可以自己在家里多测测血压。

遗憾的是，高血压协会 2010 年的一项调查显示，当前中国的家庭血压自测率仍很低，只有三成的高血压患者知道自己患病，大约一亿二千万患者完全不知自己血压高。即便是明知道自己血压高、已经在接受治疗的患者，也仅仅只有不到 7% 的人能坚持每天测量血压，超过 40% 的人只有在出现头晕、头痛等明显症状时才会量量血压。而还有 4% 的高血压患者，甚至半年才肯量一次血压，这些都是对自己健康不负责任的表现。

身为医生，我有责任提醒大家，知道自己血压高，就一定要密切关注血压的变化情况，经常给自己测量，这样才不至于延误病情和造成无可挽回的悲剧。

去伪存真：血压高不一定就是高血压

—— * ——

很多人去体检或者在家、在医院量血压，看到数值比别人的高，就担心自己是高血压了。真的是这样吗？你的血压比别人的略高一点，或者比上次测量高一点就是高血压了吗？不是这样的。假如你在匆促、紧张的情况下，量出来的血压高，那就不一定是高血压。

单独一次的测量结果不能成为判断依据

我们都已经知道了，测量血压的时候，如果刚刚剧烈运动过、心情紧张，或者抽了烟、喝了刺激性的饮料等，都会影响到测量值。

而且，我们还知道，同一个人的血压在一天中是波动很大的，一般表现为两个高峰和两个低谷，早上 6 ~ 9 点是第一个血压高峰，9 点以后开始下降，到中午 12 点至下午 2 点是第一个低谷，下午 4 ~ 8 点是第二个高峰，全天的最高血压值一般都处于这一时段。晚上 8 点以后血压逐渐下降，到凌晨 1 ~ 2 点，这一时间段可以测出全天最低血压，也就是第二个低谷，然后再回升，进入次日的第一个高峰。

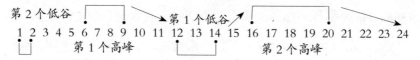

全天血压波动峰段图

如果不考虑这些因素，单纯根据某一次测量出的偏高的血压就判断自己有高血压，这肯定是过于武断了。正因为血压存在波动，一般来说，我们国家传统的判断高血压的方法是，连续三次、每次间隔一个月，分别测量偶测血压。而英国目前的做法是，只要在临床上测量出来过一次血压偏高，就马上要做动态测量随访，这是比较好的举措，值得我们效仿。总而言之，只有当某个人的血压持续过高时，我们才会说，他确实患有高血压。不能单单因为一次偶测血压偏高，就说他是高血压。

血压高不高，数据说了算

那么，怎样的血压值就能判断为高血压了呢？血压的量度单位是毫米汞柱（mmHg），根据世界卫生组织（WHO）的建议，凡是正常成人，收缩压应该小于140mmHg，舒张压应该小于90mmHg。如果成人收缩压大于或等于140mmHg，舒张压大于或等于90mmHg，就是高血压。

如果收缩压在130～139mmHg之间，舒张压在85～89mmHg之间，称为临界高血压。这类人群虽然不是高血压患者，但血压偏高，也是相对危险的，应该格外引起注意。

另外，大家应该注意到了，140/90mmHg 以上属于高血压，139/89 ~ 130/85mmHg 是临界高血压。那么，正常血压应该是多少呢？根据世界卫生组织的建议，140/90mmHg 以下是正常血压。但处于这一区间，只能说是正常，而不是最佳状态。最理想的血压值是 120/80mmHg 以下。

现在，大家应该可以判定自己的血压属于什么范围了，是理想状态还是正常，是偏高还是真的已经是高血压了。即便真的是高血压患者，也需要根据程度分为几个级别，美国分为四个级别，我们国家分为三个级别：

如果大部分时间舒张压都在 90 ~ 100mmHg 之间波动，休息后能够恢复正常，就是一期高血压；如果舒张压超过 100mmHg，而且休息以后不能降至正常，同时伴随其他心脑血管的病变，就是二期高血压；如果舒张压超过 110 ~ 120mmHg，并且伴随有严重的心脑血管疾病以及肾衰竭、眼底出血等，就是三期高血压。

年龄、性别不同，正常血压参考值也不同

同一个人的血压，在不同的时间段、不同的状态下，会表现出比较大的波动。那么，不同人之间，血压的高低水平也可以完全用同一个标准来衡量吗？

理论上来说，我们的身高、年龄、血液的黏稠度、血管的素质，以及精神状态、生活节奏、饮食习惯、药物、遗传、天气变化、所居住地区的

纬度等，全都可以影响一个人的血压。比如，一个身高一米八的壮汉，血压比一个娇小玲珑一米五的姑娘高，那是很正常的，因为一个人长得越高，心脏泵出血液所需的压力也就越大，这样才能让血液流遍全身。

其实，上一小节我们讲过的世界卫生组织给出的建议标准，是针对 18 岁及以上人群的。在临床中，我们还要考虑人种的差别以及其他各种主客观因素。

在我们国家，各个年龄段、不同性别的人平均正常血压参考值如下表中所示，我们还是以 mmHg 为单位：

年龄	收缩压（男）	舒张压（男）	收缩压（女）	舒张压（女）
16 ~ 20	115	73	110	70
21 ~ 25	115	73	110	71
26 ~ 30	115	75	112	73
31 ~ 35	117	76	114	74
36 ~ 40	120	80	116	77
41 ~ 45	124	81	122	78
46 ~ 50	128	82	128	79
51 ~ 55	134	84	134	80
56 ~ 60	137	84	139	82
61 ~ 65	148	86	145	83

65 岁以上的老人，可以参考 61 ~ 65 岁这一年龄段的标准，比标准数值略高一些都是正常的。至于 16 岁以下的青少年儿童，是要区别对待的。

　　一般来说，刚刚出生的婴儿，极少有高血压，所以健康新生儿的常规检查是不包括测量血压的。但是我们也不排除例外情况，很多高危新生儿，往往会出现高血压。这个我们不做过多讨论。

　　和婴儿相比，3 岁以上儿童，高血压患者还是比较多的，不过目前对于儿童高血压的诊断标准还不够统一。一般来说，在不同时间多次测量之后，婴幼儿（0 ~ 3 岁）的血压高于 100/60mmHg，学龄前儿童（3 ~ 6 岁）高于 110/70mmHg，学龄期儿童（6 ~ 12 岁）高于 110/80mmHg，就可以判断他们是高血压了。家长朋友们千万要注意了，不要拿成人的血压标准去衡量儿童。但假如你的孩子已经过了青春期，就可以按照成人标准来衡量了。

拨开迷雾：查查自己的高血压是哪种类型

——— ＊ ———

事实上，高血压和感冒、心脏病等疾病不同。严格来说，高血压不是一种病，而只是一种状态。或者说，它是人体自我调节过程中的产物，当身体调节到更为健康的状态，血压也会慢慢回到健康的状态。但罗马不是一天建成的，我们的身体状况也不是一天形成的，不管是摧残它还是调养它，都需要一定的时间。要将身体调整到比较健康的状态，也需要一定的时间。在这个过程中，血压呈现出持续偏高的情形，这也是很正常的。

一般来说，临床上把高血压分为两种：原发性高血压和继发性高血压。大约有 90%～95% 的高血压是原发性高血压，也就是没有明显病因的高血压。其余 5%～10% 的高血压，是由影响肾脏、血管、心脏或内分泌系统的其他病症引发的，比如急慢性肾炎、肾盂肾炎、甲状腺机能亢进、嗜铬细胞瘤、柯兴综合征、原发性醛固酮增多症等，都可能出现血压升高的现象。这种类型的高血压被称为继发性高血压。

但现在临床上，也有人把高血压分为三类：

生理性高血压。它包括部分家族遗传性高血压、运动性高血压、精神性高血压、妊娠性高血压。这些类型的高血压如果没有症状，往往不需要服药，或者针对症状适当服用一些药物就可以得到缓解。

药源性高血压。 主要是在治疗其他疾病的时候用药不当，导致出现了血压持续居高的情形。比如肾上腺素、避孕药等，都会引起血压偏高。但这种高血压，往往是服药的时候血压高，药停了之后，血压就会渐渐自己恢复正常。

病理性高血压。 它包括血管粥样硬化性高血压、肝胆性高血压、胃肠性高血压、肾性高血压、疼痛性高血压、脑栓塞性高血压、内分泌功能紊乱性高血压、脑性高血压、主动脉狭窄性高血压，等等。这种类型的高血压往往是由其他某种或某几种疾病引起的。对于这种类型的高血压患者，肯定不能单纯降压，要从根源上解决引起高血压的疾病才可以。

假如我们已经确定自己是高血压了，那么，一定要积极配合医生查找原因。只有知道自己的高血压属于哪种类型，我们才能拿出最行之有效的对策，不是吗？

提高警惕：血压升高，身体出现这些不适症状

——— * ———

在上一个小节中我们提过两个概念，临床上把高血压分为原发性高血压和继发性高血压。由于继发性高血压是因为其他疾病引起的，往往是在治疗这些疾病时发现血压居高不下的，所以这种高血压很容易发现，而且由于它所占的比例比较小，这里我们不过多讨论。

大部分高血压都是原发性高血压，目前的科学水平，还不能告诉我们它的具体发病原因。我们只知道，这种类型的高血压，最主要的特征就是动脉血压升高。假如只是轻度的高血压，一般是没有什么症状的，也不会影响日常生活和工作。所以很多轻度高血压的人，根本不知道自己血压高。

而且，由于体质的差异，血压的升高程度和表现症状之间的关系并不是非常一致的。有人血压不太高，症状却很多，而另一些人恰恰相反，他们血压虽然很高，但症状不明显。

很多人会觉得，反正高血压也只是一种状态，不是一种具体疾病，既然没有什么症状，那就不管它好了。但问题在于，假如我们不知道自己血压偏高，就不能采取相应的保健、预防措施，结果放任血压越升越高，让高血压从轻度发展为中度甚至重度，这就麻烦了。所以，我们还是需要了解一下高血压的常见症状，大家也好提高警惕，经常自己检查。

头晕。这是高血压最常见的症状。当然，很多疾病都可以引起头晕，不过头晕跟头晕是不一样的。高血压引起的头晕，是一种持续性的沉闷不适感，它能够严重地妨碍思考、影响工作，甚至让人对周围事物失去兴趣。而不是高血压引起的头晕表现在不同人身上是不一样的，有些人的头晕是持续性的，有些人的则是一过性的，常在突然下蹲或起立时出现。

头痛。和头晕一样，头痛也是高血压的常见症状。高血压引起的头痛，大多数情况下，都是一种持续性钝痛，或者是搏动性胀痛，甚至有炸裂样剧痛。而且，这种头痛往往是在早晨睡醒的时候出现，起床活动一会儿，或者吃完饭后，头痛会逐渐减轻。另外，这种疼痛的发生部位，大多是在太阳穴和后脑勺上。大家假如出现了头痛的症状，可以根据这些具体表现来判断到底是不是高血压引起的头痛。

烦躁、心悸、失眠。这三种症状相互影响，形成恶性循环。失眠自然容易引起烦躁、心悸。同样，心悸烦躁也很容易让人失眠。很多高血压患者都会出现这些症状，他们往往性情比较急躁、遇事敏感、易激动。出现这些症状的原因，可能是大脑皮层功能紊乱及植物神经功能失调。

视力下降。假如出现原因不明的视力模糊，可以考虑是高血压引起的。比如，假如你去检查眼睛，发现有视网膜病变，医生就会考虑你是否患有高血压。当然，一般轻度高血压不会出现这么严重的症状，但视力下降、视力模糊还是比较常见的。

注意力很难集中，记忆力减退。这些症状在中度、重度高血压患者身上较为常见。而且血压越高，表现得越明显。主要表现就是注意力容易分散，近期记忆减退，常常很难记住近期的事情，但是对过去的事，比如童年时代的事情，却记得非常清楚。

肢体麻木。这种症状往往表现在重度高血压患者身上。有些人会感到手指变得不灵活，有些人会感到脚指头麻木，还有些人会感觉到脖子和背部肌肉紧张、酸痛等。一般情况下，当血压降低时，这些症状也会有所好转。但是如果这种肢体麻木的现象一直不消失，而且每次出现麻木的时间都比较长，或者固定出现于某一肢体部位，并且伴有肢体乏力、抽筋、跳痛时，大家一定要引起高度重视，因为这种情况很容易诱发中风。

鼻出血。如果突然出现大量鼻出血，而且怀疑自己有高血压，大家必须引起重视，对于重度高血压患者来说，鼻腔内压力增高会导致鼻出血。而鼻出血往往是发生脑出血的早期信号之一，所以大家一定要平时定期检查，并按医嘱服用降压药。

此外，高血压的常见症状还有耳鸣等。如果莫名其妙地出现上述症状，而且可以确定不是其他原因引起的时候，大家最好还是及时测量血压，早日确定自己是否真的血压高。如果真的是高血压，就要及时采取措施控制病情的发展，为自己的健康负责。

很多人明明知道自己有高血压，可是因为没有明显的自觉症状，所以不知道什么时候已产生了血管和器官损害的并发症。还有些患者，甚至是在发生了心血管意外之后才知道自己有高血压。这都是非常危险的，我们一定要对身体这些或轻微或严重的信号足够重视，及时去医院进行身体检查以便进行早期诊断。

与时俱进：高血压不再是中老年人的专利

——— * ———

中青年高血压的发病率持续走高

在很多人的观念里，高血压嘛，那是专属于老年人的疾病，或者是三四十岁日渐发福的中年人才可能有，年轻人根本不用担心高血压。然而遗憾的是，跟很多疾病一样，被高血压盯上的人群也越来越年轻化。

近些年来我明显感觉到，接诊的病人中，年轻人越来越多，二三十岁的大有人在。这种感觉也有数据支持。2013 年 8 月，国家心血管病中心发布了《中国心血管病报告 2012》，资料显示，在北京市急救中心收治的因高血压导致的脑血管急诊病人中，45 岁以下的中青年患者占到了二成以上。看了这些数据，你还觉得高血压是中老年人的专利吗？

目前，在全国各地，中青年高血压的发病率都有明显增加的趋势，尤其是 35 岁到 44 岁之间的人群，更是表现得非常明显。在这个年龄段里，男性的高血压增长率达到了 74%，女性也达到了 62%。不管是出于日常习惯还是生活压力，我们都很遗憾地看到，这种趋势已经出现了，而且短时间内还将持续下去。

从近两个月来我接诊的患者里随便找几个年轻人，我们就可以看出来，大致是什么原因导致越来越多的年轻人遭遇高血压。

比如，有一位做保险工作的患者，他平日里推销保险，工作很忙，吃饭根本没个准点儿，总是忙完之后才想起来，"啊，又错过午饭的时间了"。就这样年复一年，他虽然收入不菲，保险了客户，但他自己的身体健康却没人能担保了。还不到 30 岁的人，舒张压就能到 110mmHg，收缩压能达到 140 或 150mmHg！这种情况已经相当严重了。他之所以会得高血压，主要是经常吃快餐、饮食不规律，以及工作压力大。

还有一位自己开公司的老板，他也非常年轻，白手起家，自己打拼出了一家属于自己的公司。为了不断扩大经营，他经常在饭店酒桌上谈生意。眼看着公司的发展蒸蒸日上，他的血压也随着公司的业绩一起高了起来。显然，他的问题在于喝酒太多、饮食有问题。

还有一位女士，才刚刚 30 出头，平时既不吸烟也不喝酒，而且她表示自己不喜欢吃肉，平日饮食非常清淡，身材也很苗条。可是她还是年纪轻轻就患上高血压了。为什么呢？这跟她的工作性质有关。她是做财会的，平时工作认真负责，一到月末尤其是年终岁尾工作特别繁忙的时候，她的血压就开始居高不下。像她这种情况，主要就是情绪引起的高血压。

给大家看了这几个典型病例，相信很多年轻人都能感同身受。我们要做到的就是尽量不让这些情况在自己身上出现。即便为了工作，不得不应酬，也一定要采取相应的保健措施。

儿童高血压的发病率年年增长

另外，还有一点需要广大家长朋友们引起注意：近年来，少年儿童高血压发病率以年均 0.58% 的速度在增长。所以，不要天真地以为自己的孩子跟高血压绝不会发生关系。

一天，我在门诊接待了一个胖墩墩的小男孩，是他妈妈带着来的。据他妈妈讲，孩子今年 11 岁，最近半年来经常觉得头痛、头昏、眼花、乏力，注意力不集中。一开始她和孩子爸爸都以为孩子是不愿意学习，想找借口偷懒。但时间长了，他们也发现孩子不大对劲，看样子不像是说谎，而是身体真的不舒服。他们俩略懂一些医学常识，综合考虑了一下症状，怀疑是高血压，这才让孩子妈妈带着来医院瞧瞧。

我给他量了血压，结果显示，舒张压 90mmHg，收缩压 140mmHg！即便是减去因为在医院情绪紧张导致血压升高的部分，这个数值也是相当危险的。看了看小男孩的体形，我给他测了体重，65 千克！接下来我又让他做了心电图检查，结果显示左心室高电压，进一步发展下去就会出现左心室肥厚了。显然，小男孩绝对是高血压，而且要马上采取措施加以控制。

给大家看了这么多例子，其实我想说的主要是，虽然说高血压的发病率的确是随着年龄增加而升高的，老年人中高血压的比例的确大于年轻人，但这绝对不意味着年轻人就可以掉以轻心，以为高血压与自己毫无关系。事关我们自己的健康，多么谨慎小心都不为过，所以建议大家不管处于哪个年龄段，都要密切关注自己的血压。

对号入座：最容易被高血压盯上的五类人

—— * ——

现代医学之父希波克拉底有一句名言："了解什么样的人会得病，比了解一个人得了什么病更重要。"你可以不赞同他这句话，但你必须承认，了解哪些人容易得某种疾病，真的是非常重要的。那么现在我们就来看看，哪些人容易得高血压。

一般来说，以下五类人群是特别容易被高血压盯上的，我们分别来看一下：

父母、兄弟、姐妹等家属有高血压病史者。不管怎样，高血压都会受到遗传因素的影响。所以，如果家族中很多人都有高血压，那么我们一定要提高警惕，在日常饮食和生活习惯上多加注意。

肥胖者。很多人都知道，人胖了血压容易高。的确是这样的。临床统计资料显示，超重、肥胖者的高血压患病率较体重正常者要高 2 ~ 3 倍。而且前瞻性研究也证明，在一个时期内体重增长快的人，其血压增长也快。所以，不管怎样，假如我们是体重指数[1]偏高的肥胖者，就一定要密

---

[1]体重指数＝体重（千克）/身高^2（米），体重指数 < 18.5，说明体重过低；18.5 ≤ 体重指数 < 24，说明体重正常；24 ≤ 体重指数 < 28，说明超重；体重指数 ≥ 28，说明肥胖。体重指数偏高该如何减轻体重、控制血压，详见本书第 215 页。

切关注自己的血压。

摄取盐分过多的人。 口味重，吃的食物太咸的人，往往会盐分摄入过多，盐分摄入过多即钠摄入过多，钠多了以后，血容量就增加了。而血容量增加以后，心脏的血管收缩就要使劲加强，这样就导致了血压升高。

过度饮酒和喜欢吸烟的人。 烟酒是如何引起高血压的，后面章节我们会详细讲述，这里不多说。但大家一定要注意，假如你既喜欢吸烟又喜欢喝酒，就属于容易出现高血压的人群。

神经质、易焦躁者。 这类人主要是因为情绪引起血压高。大家应该都知道，精神和心理因素跟很多疾病都有关系，高血压也不例外。所以这类人也是高血压的易感人群。

现在大家可以结合自身情况考虑一下了，看看自己是不是属于容易出现高血压的那类人。如果是，一定要提高防范意识。如果不是，也不能掉以轻心，毕竟，假如自己不注意生活方式，任何人都有可能出现高血压。

父母患高血压，子女并不一定会患高血压

—— * ——

高血压和遗传有关系，似乎所有人都认为这是一个常识，一条真理。那么，高血压真的是一种遗传疾病吗？答案可不是一句"是"或"不是"那么简单的。

高血压和遗传相关，但并非一定会遗传

高血压和遗传有关，这一点确实是毋庸置疑的。早在 18 世纪，就有人观察到脑出血有家族性，并提出高血压可能与遗传因素有关。两个多世纪以来，科学家们已经证实了高血压和脑中风与遗传因子的关系。

早在 1969 年，日本京都大学的冈本教授就开始了高血压白鼠交配实验，他已经成功培育一种"遗传性自发高血压"老鼠。这种老鼠会把高血压的基因一代代传下去，它们的子孙 100% 会发生高血压。这个实验，非常有力地证明了高血压与遗传有密切关系。

我有一位患者才 29 岁，血压居高不下已经两三年了，他就是遗传性高血压。和同龄的青年人相比，他在饮食、作息上并没有什么特别不好的习惯，但是其他人这么做都没事，单单他就高血压。对于这种情况，他不

止一次跟我抱怨过，凭什么上天这么不公平。其实没什么好抱怨的，事实就是这样。之前我们也提过，假如家族有高血压病史，那么你肯定就属于容易出现高血压的人群。

各种临床调查资料都表明，高血压是多基因遗传的，在同一家族里，高血压患者会集中出现，不是因为他们有共同的生活方式，主要是有遗传因素存在。通过高血压患者家系调查，我们发现：高血压病人的成人兄弟姐妹中65%可能患高血压，其中同卵双胞胎比其他亲属高血压相关性更高。如果父母都是高血压，那么子女今后患高血压的概率高达46%；假如父母一方是高血压，那么子女患高血压的概率是28%；而双亲血压正常者，他们的子女患高血压的概率仅为3%。显而易见，父母血压高，孩子确实容易得高血压。

良好的生活方式，有可能让高血压不再"命中注定"

俄罗斯医学科学院生理学研究所的专家们还做了一项实验，当然是拿小白鼠做的。他们将患有遗传性高血压的老鼠生下的幼鼠，一部分让健康母鼠哺育，一部分让它们有高血压的鼠妈妈哺育。结果发现，接受健康母鼠哺育的老鼠，血压比另一组老鼠低得多，甚至非常接近正常值。由此他们得出结论，高血压女性患者的乳汁，有可能是一种遗传媒介。因此，假如在哺乳期注意婴儿的饮食，就有可能降低他们患高血压的概率。

所以，假如你问我："高血压遗传吗？"我肯定会告诉你："它的确会遗传。"但假如你认为高血压一定会遗传，我也会告诉你："不是这样的。"

高血压的发病机制非常复杂，作为多基因遗传病症，它不像那些单基因遗传病症一样清晰。我只能说，高血压与遗传密切相关，但并非一定会遗传。

刚刚我们说了，"如果父母都是高血压，那么子女今后患高血压的概率高达 46%"，这意味着还有 54% 的人没有出现高血压。也就是说，即便你的父母都是高血压，你也只有不到一半的可能出现高血压。

我有一位打交道比较多的患者，他们两口子都是高血压，已经六十多岁了，儿子也已经三四十岁了。从刚刚开始跟我接触他们就跟我表达了自己的担心："大夫，听说这高血压是会遗传的，我们家儿子这眼看岁数也越来越大，会不会也得高血压啊？他姐姐比他大两岁，已经确定是高血压了。可是他每次量血压，都不高，您说说这正常吗？"

我就一直劝他们："很正常啊。你们都有高血压，他也不一定有，这得具体情况具体分析。您看，根据你们的介绍，您儿子是教师，每天生活都有规律，每年都有寒、暑假，工作压力不大，平时性格开朗，坚持每天运动，不吃垃圾食品，体重数十年保持恒定，这都是非常好的生活习惯。正因为有这样健康的生活方式，所以他可以非常'幸运'地远离高血压。"

的确是这样的，高血压虽然有遗传因素在里面，但遗传因素只占一部分。简单来说，可以把高血压的形成原因概括为两大因素——基因和环境。也就是说，高血压是一种与生活方式相关的疾病，虽然与遗传因素有一定关系，但绝对不是"命中注定"的，保持健康的生活方式，是可以预防高血压的。所以，父母患高血压，子女并不一定会患高血压，通过控制高血压的其他诱因，如吸烟、嗜酒、过度疲劳、情绪不稳定等，高血压是完全有可能避免的。

血压过高后患无穷，降压刻不容缓

—— * ——

如今高血压非常普遍，我们身边就有很多高血压患者，他们都活得好好的，似乎生活也没有受到什么影响。但大家一定要充分认识到，高血压的危害其实是所有疾病中危害最普遍也最严重的。

高血压："无声的杀手"是最可怕的杀手

作为"文明病"之一，高血压是当代最常见的疾病之一。根据世界卫生组织的报告，澳大利亚、日本、新西兰、美国等曾进行过大规模的人群调查，成人确诊高血压患病率为8%～18%。据不完全统计，真正血压得到控制的约不足10%，在科学发达的美国也仅为25%，其余75%都没有得到控制。

在我国，2009年10月，在全国高血压日来临之前，北京市疾控中心的调查报告显示，北京市40岁以上人群高血压患病率达到50%。与此同时，杭州市疾控中心发布了他们的最新调查数据，数据显示，最近3年来，在杭州，接受调查的42998位15岁以上社区居民中，高血压患病率达22.49%。

随着我们的生活水平越来越高，高血压俨然已经成为威胁我们健康的隐形杀手。可是，一种原本严格来说只是症状的病症，是怎样严重威胁我们的健康，而且还被称为"无声的杀手"的呢？

我们称高血压是杀手完全不过分，它是引起冠心病、肾功能衰竭的最危险因素，导致冠心病、脑卒中，并造成死亡的病例确实是最多的，"杀手"的比喻是很形象的。

只是，为什么叫"无声的杀手"呢？因为它不像有些病，让人先感到痛苦，反而警觉了，这种没有症状的病特别危险。很多高血压患者常常没有什么自觉症状，它是隐蔽发展的，有的人不头疼、不头晕、不难受，就这样无声无息地发展，在以后的某天突然暴发、死亡。大约有50%以上的病人到发生致死性合并症（如脑出血、急性心肌梗死）时才意识到高血压的严重危害性，但为时已晚。

在我接诊过的患者中，就有不少这样沉痛的例子。有一位有20年高血压史的老太太，大年三十这天她忙着准备年夜饭，忘了服降压药，突然晕倒，家人立即送她到医院抢救，CT证实为脑干出血，我们尽全力抢救，她还是在大年初一那天去世了，从发病到死亡，只有短短的16个小时。

还有一位40来岁的中年男士，有一次应酬完了之后突然感到心脏处隐痛，他还以为是自己的老胃病犯了，叫"120"急救车送往我们医院，在急诊室做心电图检查时，突然呼吸停止，抢救无效死亡。从发病到死亡，仅仅只有5个小时！后来我们看到心电图，证实他是急性心肌梗死。

虽然这两位患者的具体死亡原因不同，但是很明显都跟血压升高而导致心脏、血管、脑和肾等器官损害引起的猝死有相关性。我相信，他们和自己的家人都绝对不会预料到会出现这样严重的后果。

很多高血压患者，尤其是一期高血压的患者往往认为，反正只是血压高，身体又丝毫没有任何不适的感觉，看起来高血压也没那么可怕嘛。真的是这样吗？越是悄无声息的杀手，越可怕。因为它让你一点点降低警惕，在你猝不及防的时候突然给你重重一击，让你根本就防不胜防，这时候的后果往往是致命的。所以，我们一定不可以对高血压这个"无声的杀手"掉以轻心。

任由高血压发展，全身多脏器都会受损害

美国学者进行过一项研究，结果显示：得了高血压，不经治疗、不吃药，让它自然发展，结果 3 ~ 5 年中已出现了部分心、脑、肾的损害。这组病人平均患病年龄为 32 岁，平均死亡年龄为 51 岁。也就是说他们发现高血压后不吃药、不经任何治疗，平均才活了 19 年就去世了。显然，51岁这个平均死亡年龄远远低于人类平均年龄。

得了高血压，直接受影响的是血管壁。因为它承受着最大的压力。不过幸好动脉壁较厚、有弹性，当血液通过的时候，它可以适当放松。相对地，静脉壁较薄，不能承受高压的伤害，仅仅能承受很小的范围内的压力。不管是动脉还是静脉，在血压高的时候都很危险。

正常情况下，血液流动的压力不会对血管产生伤害，但过高的压力，却会破坏血管的内膜，这是相当危险的事情。因为血管的内膜细胞作用重大，它们担负着帮助控制血压、血液的粘滞性，血管壁的生长和一些其他的对心血管至关重要的功能。而且，对血管内膜的损害还会加重动脉硬化。

如果血压过高，而且长期居高不下，会进一步加快血管硬化，导致脑血栓、脑动脉血管破裂等危险性疾病。

高血压对人健康的伤害，主要表现在对脑、心、肾等重要器官造成损害上。具体来说，它的危害是这样的：

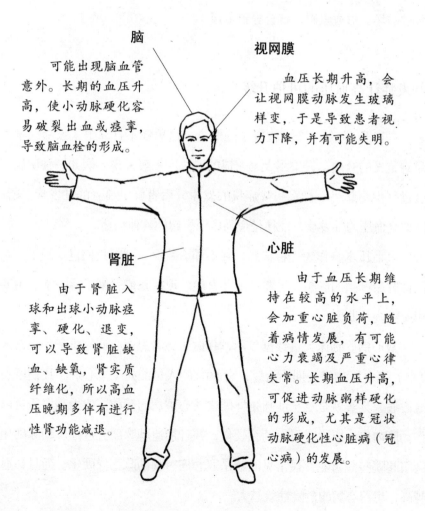

脑

可能出现脑血管意外。长期的血压升高，使小动脉硬化容易破裂出血或痉挛，导致脑血栓的形成。

视网膜

血压长期升高，会让视网膜动脉发生玻璃样变，于是导致患者视力下降，并有可能失明。

肾脏

由于肾脏入球和出球小动脉痉挛、硬化、退变，可以导致肾脏缺血、缺氧，肾实质纤维化，所以高血压晚期多伴有进行性肾功能减退。

心脏

由于血压长期维持在较高的水平上，会加重心脏负荷，随着病情发展，有可能心力衰竭及严重心律失常。长期血压升高，可促进动脉粥样硬化的形成，尤其是冠状动脉硬化性心脏病（冠心病）的发展。

大家需要清楚的一点是，量血压的时候，一般测的是上臂，但全身各个地方的血压并不是完全相同的。哪一处器官的血压过高，哪个地方的器官就会直接受到损害。比如，如果眼睛的动脉被损，视力会被破坏；如果肾脏动脉有问题，会发展为肾脏疾病或者肾衰竭；如果供给心脏肌肉的动脉被破坏，形成阻碍，就会导致中风。

并发症让高血压的可怕升级

"并发症"是一个比较复杂的概念，这里我不打算跟大家介绍学术界对它定义的分歧，只采用大家习惯的说法。一般来说，假如一种疾病在发展过程中引起另一种疾病或症状的发生，后者就是前者的并发症。所以，所谓高血压的并发症，往往是说高血压引起的其他病症。

高血压本身作为一种状态，并不那么致命，刚刚我们也说到了，它对人体健康产生的影响，主要在于并发症。现在我们就来了解一下它主要会引起哪些并发症：

冠心病。临床大量数据显示，高血压患者患冠心病的概率是正常人的2倍，高血压如果长期不治疗，有50%的人可能死于冠心病。我们所说的冠心病，其实就是冠状动脉粥样硬化性心脏病的简称。由于高血压可以损伤动脉内皮，所以会引发动脉硬化，并且加速动脉硬化进程。动脉硬化又会引起哪些危害呢？最常见的就是冠心病、脑动脉粥样硬化。而且，血压越高，患冠心病的危险性就越大。

糖尿病。高血压患者糖尿病的发病率是正常人的 2 倍。糖尿病与高血压并存相当常见，它是病人发生动脉硬化和肾衰竭的重要原因。

左心室肥厚。在所有高血压病人中，有20%～30%可查到左心室肥厚，轻度高血压患者发生左心室肥厚的危险性比血压正常者高 2～3 倍，而重度高血压患者危险性可达 10 倍。左心室肥厚是心肌梗死的一个潜在危险因素，并影响左心室收缩功能，因此高血压左心室肥厚，是一个与心血管发病率和死亡率密切相关的重要因素。

心力衰竭。心力衰竭也是高血压的常见并发症。流行病学研究表明，40%～50% 的心力衰竭起因于高血压。血压越高，又没有治疗，发展为心力衰竭的可能性越大。有人对 5314 例高血压病人随访十多年，发现其中有 392 例发生心力衰竭。目前，高血压已经被确认为是导致左心室肥厚和心肌梗死的主要因素，而左心室肥厚和心肌梗死可引起心脏功能不全，因此，高血压对心力衰竭病程有着重要影响。

高血脂。高血压与总胆固醇升高和高密度脂蛋白水平降低密切相关。如果血脂代谢紊乱，会使心血管病的危险性和发病率明显增加。

肾病。肾脏会因血压升高而受损，长期高血压而没有妥善治疗，可引起终末期肾衰竭，或加速肾实质的破坏导致原发或继发的肾脏疾病。

周围动脉疾病。高血压使间歇性跛行的危险增加 3 倍，这可能是因为血压升高使某些特定的部位如下肢动脉、颈动脉、冠状动脉硬化加速，导致动脉发生缺血、营养障碍，甚至坏死，所以才会出现这些动脉疾病。

脑卒中。研究人员在观察一组年龄在 35～60 岁确诊为高血压的病人后发现，高血压脑卒中的发生率是血压正常者的 7.76 倍，还有研究表明，降压治疗可使脑卒中发生率降低 40%。

　　除了这些心脑血管方面的疾病和肾病之外，高血压同时也是罹患认知障碍、痴呆、视网膜病变等疾病的高风险因素。我们可以看到，高血压有许多并发症，或者与许多疾病并存，而这些并发症直接威胁着我们的生命安全。因此，如果不能及时有效地控制血压并且减少并发症，高血压将会变得非常危险。

得了高血压，千万别放弃治疗

———— * ————

高血压治与不治，后果截然不同

在现代医学的认识里，高血压和糖尿病等疾病一样，基本上都被定位为"终生不愈"，得一辈子吃药控制血压。

于是，这让很多人有了一种破罐子破摔的心理，对待高血压的治疗，态度非常消极。其实大家都很清楚，乐观阳光的心态对任何疾病都有非常积极正面的影响，而且，高血压虽然是"无声的杀手"，但我们也不是完全无可奈何的，只要你愿意遵医嘱、积极配合治疗，我们并不是完全拿它没办法的。

对于高血压，我肯定是建议大家引起足够重视的，不要一副满不在乎的态度。有些患者认为已经得了高血压，从此生活一片黯淡，目前又没有确切的医疗手段可以根治，因此主动放弃治疗。显然，这种想法也是非常不合适的。

一般来说，高血压患者只要治得早，使血压维持在正常水平，就可以避免小动脉硬化以及其对心脏、脑、肾脏的损伤，不会影响正常的生活和工作。

对于已经明确诊断的高血压患者，我们应该采取包括使用药物在内的持之以恒的治疗。临床多年统计数据表明，高血压的治与不治，后果是截然不同的。

经过系统治疗的患者，可以推迟病情进展，减少高血压引起的严重并发症，如脑出血、心力衰竭、肾衰竭的发生。但是，对血压超过正常标准而症状又不严重的患者是否需要治疗，长期以来，医学界的认识到现在还是不统一的。

大家需要注意，这里所说的"不太严重"的高血压，是指舒张压在90 ~ 104mmHg，没有出现因高血压导致的器官损害的情况。这一类型的高血压患者，大约占到高血压患者总数的七成。这类人该怎么对待自己的高血压，已经成为一个重要的公共健康问题了。

高血压五大治疗原则，遵守了就能降压

由于每个人的具体情形不同，在这里我不可能告诉大家，具体什么样的高血压需要吃药治疗，什么样的不需要。

但我想让大家了解治疗高血压的五个原则，它可以帮助大家结合自己的病情做出判断：

一定要早发现早治疗。初期的高血压往往都不怎么严重，也没有太大危险，即便有症状也是比较轻的。只要及时采取控制措施，效果往往是相当好的。至于这个措施是什么、要不要吃药，需要医生根据大家的具体病

情来诊断。

不可以擅自骤然停药。假如大家决定服药来控制血压，就一定要做好心理准备，你需要坚持长期用药，千万不能觉得自己症状减轻了就是痊愈了，于是擅自停药。更不可以看到血压没有降下去，于是灰心丧气擅自停药。不管是哪种情况，擅自停药都会导致病情复发甚至更加严重。更严重的情况还可能诱发并发症，往往相当危险。

要联合用药。有的人发现自己血压升高之后，决定自己去药店买药吃。诚然，市面上有各种降血压的药，价格也很低廉，大家可以很方便买到。但为什么我不建议大家这样做呢？因为高血压用药时尽量不要只单纯依靠一种降压药，通常我会给病人采用联合用药的方法。几种药物配合使用，共同发挥作用，既可以提高疗效，还可以减少每种药物的副作用。这样一来，既让血压降下去了，而且还能保证它是比较平稳地降下去的，对身体的伤害程度可以降到最低。

适度治疗原则。所谓适度治疗，是说既不能不治疗，也不能过度治疗，要把握好一个"度"。有些患者是急性子，为了把血压迅速降下来，在短时间内擅自服用大量降压药，血压倒是很快降了，可是我们的身体一下子不习惯了，马上就感到不舒服，这时候也会引起心、脑、肾等器官的并发症。

持久治疗原则。不管我们愿不愿意承认，和高血压的斗争都是一个漫长的过程，我们甚至要做好终生跟它抗争的心理准备。所以，大家要保证自己心态的平稳平和，不急不躁，持之以恒地控制血压，将血压控制在正常水平内。

　　总而言之，不管是采用中医还是西医的方法降压，也不管是单纯靠饮食保健还是吃药降压，我们都绝对不能对高血压坐视不理。听从医生的建议，结合自己最真实的感受，给自己制定科学合理的治疗方案，高血压就不会那么可怕，我们的生活质量也不会受太大影响。

降压要平稳，降得快降太低都有危险

——— * ———

对于高血压患者来说，最让人兴奋的消息可能就是自己的血压降下来了。但是，假如高血压一下子降成了低血压，大家可千万别高兴得太早了。因为这种情况其实是非常危险的，尤其是对老年人来说，他们的身体已经习惯了高血压，血压一下子变低，会让心脏、大脑、肾脏等器官突然供血不足，这也是容易出现生命危险的。

所以，尽管我非常理解大家努力控制血压的心情，还是建议大家不要太着急。临床上我见过不少患者，他们就是觉得医生给自己开的药降压效果不够立竿见影，于是自己加上了一些降压药，或者擅自加大服药量。有些人这样做之后依然没有控制住血压，而有些人则会出现血压突然下降，他们还对这种下降沾沾自喜，殊不知背后可能潜藏着危险。等到他们感觉心脏等器官不舒服的时候，就不得不来医院了。

还有一些患者，由于体质的原因，他们对某些降压药是非常敏感的。即便是遵医嘱服用的降压药，也会出现吃药之后血压一下子降得很低的现象，甚至低到了威胁生命安全的地步。对于这种情况，建议大家还是赶紧去医院。这也就是为什么我会一直强调大家要遵医嘱，不要擅自停药、换药、加药。而且在服用之前没有用过的新药时，自己要密切观察血压变化，一旦出现异常状况，包括血压突然降到很低，都应该赶紧就医。

需要提醒大家的是，高血压和低血压的一些表征是类似的，比如头晕、乏力、出虚汗等，不管高血压还是低血压，都会这样。所以，很多人是高血压，即便变成了低血压，自己也难以分辨出来，还以为高血压没有降下去，还在擅自加大用药量，这种情况是非常危险的。所以，最好的办法是自己多关爱自己一点，在服药期间别嫌麻烦，多测测血压，这样才能有效避免意外悲剧发生。

探秘高血压
了解让血压居高不降的祸首

　　许多人认为遗传因素是导致高血压的原因，但实际上得不得高血压在很大程度上取决于人们的饮食与生活习惯。例如高胆固醇食物的摄入、不良的饮食习惯以及吸烟酗酒等嗜好。这些习惯可能平时并不被留意，直到身体亮起了"红灯"，我们才开始关注它们。因此，学着了解一些会导致血压上升的日常习惯，并在日常生活中摒弃这些习惯，有益于我们控制血压。

"口味重"血压就高

—— * ——

当我给患者确诊高血压时，很多人会迷惑不解地问："我为什么会得高血压？"这个问题还真是有相当大的难度，你去问这一领域最顶尖的专家，他也难以给出一个确凿无疑的答案来。高血压的成因是很复杂的，基本上，原发性的高血压，我们都很难明确地找出血压升高的具体原因，因为造成高血压的环境、生活因素实在太多。但是我们可以肯定的是，高血压跟饮食习惯一定是有关系的。

我们经常会说"病从口入"，这不仅仅指的是卫生状况，各种疾病的诱因也往往与饮食习惯有很大关系。有句英文俗语是这样说的："You are what you eat." 我们每天都在接纳各种食物，每个人喜欢的口味和食物都是各不相同的。天长日久，我们的饮食习惯、口味偏好，也就塑造了不同的体质。假如你的饮食习惯不够健康科学，时间长了，就容易形成不健康的体质，从而百病渐生。

同时，饮食在很大程度上也会引起心脑血管疾病。假如你平时盐摄入过多、脂肪摄入过多、钾摄入不足等，都有可能引起高血压。

全国高血压普查结果显示，多年以来，我国一直是北方地区人群患高血压的比例比南方高。为什么呢？北方人口味重，南方人口味清淡，这是其中一个重要原因。

为什么"口味重"会让血压升高呢？主要是因为食盐。我国北方人每日食盐摄入量在 15 克以上，而南方人在 10 克以下。

食盐的化学名称是氯化钠，其中氯占 60.36%，钠占 39.34%。导致血压升高的，主要是其中的钠离子。我并不是说钠不好，人体内含有钠、钾、氯、钙、磷、镁、硫七种常量元素，它们都需要从饮食中获得。钠作为常量元素之一，是人体必需的，它是水、电解质平衡的重要组成部分。但过犹不及，凡事适度最好，过分了都会有麻烦。

根据世界卫生组织的建议，正常人每人每日食盐摄入量不超过 5 克。但中国烹饪有它自己的特点，中国营养学家根据国情，建议每天的食盐摄入量不要超过 6 克。

有多少家庭遵照这个标准了呢？而且大家别忘了，酱油里有盐，咸菜里有盐，早晨我们吃的咸鸭蛋也有盐，这些里面的盐，都不能不算。这样算起来，每天食盐摄入量不超标的人，还真未必有很多。

所以，尽管和美国人相比，我们的食物明显要低脂，但高血压的患病率依然居高不下，这跟"口味重"有重要关系。世界卫生组织调查结果显示，每天平均食盐摄入量每增加 1 克，平均收缩压会增高 2mmHg，平均舒张压会增高 1.7mmHg。大家可以算算，你每天多吃的盐，能让自己血压升高多少。

那么，钠到底是怎样让血压升高的？简单来说，假如体内摄入了过多的钠，会刺激神经中枢，让人喝更多的水。而这些水未能及时代谢就会滞留在体内，这些水分在血液中，就会导致循环血量增加。而循环血量一旦增加，血压就会随之上升，并且增强交感神经的反应性，导致血压攀升。而且钠离子还能让细小动脉张力增高，并且会让血管平滑肌肿胀，这会让血管的管径变细，于是血液流动时候的阻力增加，这也就导致了血压升高。

　　因此，大家不要以为口味重口味轻只是个人喜好问题，它与我们的健康状况直接相关。建议大家，尤其是容易出现高血压的人群，平时不要吃得太咸，否则对血压绝对有害无益。

高胆固醇食物，吃出高血压

——— * ———

如果说中国人吃盐太多导致高血压患者人数居高不下，那么美国人就是因为吃高胆固醇食物导致的。熟悉美国快餐的人都知道，他们的饮食里糖多、脂肪多、蛋白质多。美国人自己烹调食物时喜欢用含胆固醇较高的动物油，此外每天还摄入大量黄油，这些都是容易诱发高血压的不良饮食习惯。

胆固醇增加一单位，心血管疾病死亡概率增加 1/3

我们身体中的脂类物质主要分为两大类，一类是脂肪，另一类是类脂，而胆固醇就是类脂中的一个重要部分。本身胆固醇是人体必需的物质，我们需要它来分泌激素、维生素 D 和帮助消化食物的物质。但是，跟钠离子一样，摄入过多，也会增加患高血压的风险。因高胆固醇而带来的肥胖和体内饱和脂肪酸含量的升高，都是造成血压升高的重要原因。

亚太地区有关心血管疾病和中风的调查显示，亚洲人体内的胆固醇每增加一单位（1mmol/L），心血管疾病死亡概率就增加 35%，和血管有关的中风概率也会增加 25%。看到这个数据，会不会让你对高胆固醇的危害有更加直接的感受？

蛋类和内脏富含胆固醇，但并非绝对不能吃

所以，为了降低患高血压的风险，我们应该少吃一些高胆固醇的食物，主要是蛋类、肉类、动物内脏和海鲜。比如鹌鹑蛋、松花鸭蛋、咸鸭蛋、鸭蛋黄、鸡蛋黄、羊头肉、猪肾、猪肝、鸡肝、猪脑、蟹黄、虾皮等。尤其是心、肝等动物内脏，已经患有高血压的人，吃时更是要慎之又慎。

但是这并不意味着，以上这些含胆固醇的食物就完全不能吃。我遇到很多患者，一听到我叮嘱他们少吃蛋类，就从此再也不吃鸡蛋了，因为鸡蛋黄胆固醇高啊。

我告诉他们不需要这样："虽然蛋黄里面含有大量的胆固醇，但是这完全可以通过日常的一些锻炼而消化掉。而蛋黄内所含有的丰富营养物质是其他食物所无法取代的，所以注意少吃就好了，没有必要把它当作洪水猛兽，从此老死不相往来。一般来说，一个星期不超过三四个就没问题。另外，别忘了少吃各种鱼子、蟹黄等，它们也属于'蛋类'。"

尤其是年纪比较小、症状也比较轻的高血压患者，如果不是很胖，就不需要过分限制高胆固醇食物的摄入量。毕竟，我们的身体需要脂类物质提供的营养，适当控制一下就好了。

女孩子钟爱的各式奶制品是隐藏的胆固醇来源

尤其需要提醒大家的是，很多奶制品的胆固醇含量也非常高。

很多女孩子会迷惑不解地问我："大夫，我不喜欢吃肉，尤其是油腻腻的东西，平时根本不会吃，而且我也不喜欢吃海鲜。为什么我也会胆固醇高呢？"

我会反问她们："你喜欢吃冰激凌吗？还有各种精制糕点，比如奶油蛋糕？"她们往往这时候才恍然大悟：原来这些甜点中的奶油升高了自己的胆固醇水平。我建议容易患高血压的人群，或者已经患高血压的人群，尽量少吃全脂奶、巧克力奶、奶油及各种奶酪，多吃脱脂奶及豆浆。各种精制甜点如蛋糕、巧克力也要尽量少吃。

吸烟、喝酒坏处多，血压升高是其中之一

——— * ———

刚才我们说北方人患高血压的比例大于南方人，除了高盐饮食之外，还有一个重要原因，那就是吸烟喝酒的坏习惯。大家都知道，北方人生性豪爽，喝起酒从来都是面不改色心不跳，很少懂得节制，而且吸烟者的比例也比南方人高。而烟酒，正是导致高血压的重要危险因素。

吸一支烟，血压持续升高 15 ~ 30 分钟

谁都知道吸烟对呼吸系统不好，经常吸烟的人容易得肺病。可是吸烟跟高血压有什么关系，很多人未必知道。简单来说，对于没有高血压的人来说，吸烟会使血压上升，而对于高血压患者来说，吸烟还会造成心血管方面的伤害。因此，假如大家已经患上高血压了，为了自己的身体健康，请务必戒烟。

我有一位女性患者，40 来岁，本来病情不算严重，她也一直遵医嘱注意饮食，几年来血压控制得一直不错。可是有一天她来医院，测出来的血压高得吓人，160/90mmHg。我问她最近有没有按时服药，以及饮食和运动等具体情况。一切都正常。最后，她吞吞吐吐地说，前一阵子家里发生

了一些事情，夫妻两人闹离婚，她心情特别郁闷，就抽上烟了，每天要抽一包。

这就是原因。多年来，我曾经用 24 小时动态血压监测的方法，对 200 多位男性血压正常者及高血压患者进行对比观察研究，虽然这个统计样本的数量并不够大，但已经足以说明问题了。因为结论非常明显：吸烟者 24 小时的收缩压和舒张压都比不吸烟者高，白天的差距尤为显著；同时，吸烟者的心率也快于不吸烟者。由此我可以很确定地告诉大家：吸烟可以引起血压升高、心率加快。

为什么吸烟会导致血压升高呢？这主要跟尼古丁有关，尼古丁可以让中枢神经和交感神经变得兴奋，这会让心率加快。与此同时，也能促使肾上腺大量释放出一种叫儿茶酚胺的物质，这种物质能收缩小动脉，增加外周血管阻力，所以能导致血压升高。正因为这样，吸一支香烟后，我们的心率平均每分钟会增加 5 ～ 20 次，收缩压上升 10 ～ 25mmHg。而吸两支烟，10 分钟后，由于肾上腺素和去甲肾上腺素的分泌增加，会使心跳更快，收缩压和舒张压都会升高。

不过，好消息是，这种血压升高是一过性的，也就是说，它持续的时间比较短。一般来说，抽完烟后，我们的血压会持续升高 15 ～ 30 分钟。等到体内的尼古丁等导致血压升高的因素失去影响力的时候，血压又会恢复正常。但这并不意味着吸烟就没关系，它会对身体产生慢性影响，最终导致血压长时间居高不下，或者让原本已经患上高血压的人出现并发症。

比如，吸烟是导致冠心病的三大危险因素之一。为什么呢？因为长期大量吸烟还会促进大动脉粥样硬化，小动脉内膜逐渐增厚，使整个血管逐渐硬化。同时由于吸烟者血液中一氧化碳血红蛋白含量增多，从而降低了血液的含氧量，使动脉内膜缺氧，动脉壁内脂的含氧量增加，加速了动脉粥样硬化的形成。可见，对于血压原本就已经偏高的人来说，吸烟会大大增加患心脑血管疾病的风险。它会让脑卒中和冠心病发生率大大提高，而且会让心肌梗死发病率比不吸烟者高出 2 ～ 3 倍。

另外，除了能让血压升高之外，尼古丁还会影响降压药的疗效，所以，假如大家有高血压，我强烈建议你们戒烟。

每天过量饮酒，高血压发病率、脑卒中死亡率提高 3 倍

和吸烟一定不利于身体健康相比，喝酒到底好不好，就存在相当大的争议了。仅仅是关于酒和高血压的关系，也有争议。有人认为，喝酒容易引起高血压。有人则说，适度且适量喝酒，可以降低发生冠状动脉心脏病的风险。我在这里不想进行学术讨论，只想告诉大家，在高血压这个问题上，无论是谁，都不会怀疑，大量饮酒肯定是只有害处没有好处的。

很多时候，出于社交需要，我们不得不喝一点酒。对此，大家也不用担心太多，因为少量饮酒对人体血压没有急性作用，也就是说它不会让我们的血压升高。但是，长期大量饮酒，就会让高血压发病率明显升高，并且与饮酒量正相关。喝得越多，血压升得越高。

至于原因，主要是酒精能诱发脂质代谢紊乱，它刺激体内生成更多的

糖皮质激素和儿茶酚胺，这些物质大家不用知道它们是什么，只需要知道它们能进一步增强血管紧张素、血管加压素和醛固酮，而这些物质，都会让血压升高。临床统计数据显示，每天喝白酒超过 100 毫升的人，高血压发病率和脑卒中死亡率是不饮酒者的 3 倍，这个比例是相当高的。

所以，对于喝酒这件事，关键在于"适量"。很多患者和网友都会问："大夫，那怎样才算是适量呢？"

一般来说，正常的成年人每天酒精摄取量少于 30 毫升，就可以避免血压上升。这个酒精含量，相当于啤酒 720 毫升、红酒 300 毫升、绍兴酒 200 毫升、威士忌 60 毫升或是高粱酒 60 毫升。如果是身材消瘦的男士或者女性，还要在这个标准上酌情减量。

至于患上高血压的人，更是不要贪杯。轻度高血压患者，每天的酒精摄入量最好不要超过 20 毫升。中、重度高血压患者，就要严格限制饮酒了，如果有必要还需要戒酒。

血压不能承受之重——心理压力

——— * ———

工作压力，让高血压成了白领职业病

最近十年以来，我国的高血压患者增幅直线上升，并且明显呈现出低龄化趋势，年龄越小增幅越大。25 ~ 49 岁年龄段患者的增幅，明显高于其他年龄段。30 岁左右的年轻人因患高血压而导致脑卒中需入院抢救，已经不是什么新鲜事了。这些人群中，大多数都是高收入的白领和企业高层管理人员。

高血压从大家心中的老年病，发展到现在越来越多地"找"上年轻人，除了不良饮食习惯、嗜好烟酒等原因之外，另一个非常重要的因素就是"压力"。年轻人工作和生活压力过大，让高血压渐渐有了成为白领职业病的倾向。

我去年曾经接诊过一名27 岁的程序员。他天天工作时间都在 10 个小时以上，不知道从什么时候起他开始经常头晕、耳鸣，但他根本没当回事，觉得"工作太累了嘛，难免的"。而且，他总觉得年轻扛扛就行，多休息就好了。一直等到单位组织体检时，他才发现自己的血压已经高达180/120mmHg，到了相当危险的程度。

他很纳闷地问我："大夫，我这么年轻，又这么瘦，工作累点儿就能得高血压？"

"是的，高血压的起因很多，我不能说劳累一定会让你血压升高，但工作压力太大、过度劳累一定也是高血压的诱因。"

从近年的临床状况看，高血压人最大的发病主因已不再来自膳食，而是劳累和压力！英国科学家对 105 名生活在伦敦的公务员进行调查，发现在工作中承受更多压力的人，其血压、心率都比别人要高。

大家可以在自己身上做个试验，试试看是不是一到工作繁忙的时候，血压就会或多或少地升高。很多人都会这样，这是因为工作压力比较大、精神比较紧张的情况下，身体会分泌一种叫儿茶酚胺的化学物质，大家虽然可能不知道它是什么，但应该比较眼熟，因为这个名词已经不止一次出现了。这种化学物质能引起血管收缩，血管收缩就造成排血时阻力加大，而阻力加大，就会引起血压升高。

而且，当我们面对压力的时候，我们的身体需要想办法来应对，这时候丘脑下部会变得兴奋，它会通过脑垂体后叶下命令，分泌加压抗利尿激素和促肾上腺皮质激素，这些激素都能够直接作用于血管，导致血管收缩。结果，肾上腺素会分泌更多醛固酮，而这种物质会进一步促使血压升高。

查阅相关资料我们可以看到，1959 年，我国高血压的发病率是 5.7%，2000 年以后达到了 15% 以上。北上广等一线大城市的高血压发病率更高。这明显跟他们生活节奏过快、生活压力过大有关。

升学压力，让高血压的魔爪伸向少年儿童

随着生活水平的日益提高，随着人们生活节奏的不断加快，随着超常的工作负荷所引起的"健康透支"，越来越多年轻人遭遇高血压。不仅如此，连少年儿童也因为压力太大，越来越多地遭遇高血压。

最近两年来，我就接诊过几名十几岁的高血压患者，基本上都是男孩子。一方面是跟女性比起来，男性更容易血压高；另一方面，也跟中小学阶段的学习状况有关。

大家应该都有感受，中小学阶段女孩子的学习成绩往往更好，很多男孩子面对不够理想的学习成绩和紧张的学习状态时，不懂得调节，时间长了就容易患上高血压。

在我接诊过的小患者中，有一个五年级的小学生，他的父母都是高级知识分子，所以对他要求非常严格，不仅要求他学习成绩优异，还希望他多才多艺，所以他的父母替他报了各种各样的课外辅导班。在一次学校体检中，他竟查出患上了严重的儿童高血压。面对这个结果，这个小男孩居然笑了，他跟我说："这次，爸爸妈妈就不会逼我了。"出现这种局面，真让人心痛。

所以我也建议广大家长，一方面不要给孩子太大压力，另一方面也要密切关注孩子的身体健康，一旦发现异常状况，就要及早带孩子去医院检查。

假如你没有时间休息，早晚得抽出时间养病。我知道很多人觉得自

己特别忙，有太多事情要做，于是生活节奏越来越快，工作压力也越来越大。可是，早晚有一天，过度的操劳会剥夺了你继续工作的权利。大家看看临床资料就知道了，越来越多二十多岁的人就出现了心肌梗死这样的老年病。而许多心肌梗死患者因为抢救不及时，最终猝死，后果太可怕了，所以大家一定要对压力引起足够的重视。

不控制情绪，就难控制血压

—— * ——

情绪一波动，血压就升高

根据世界卫生组织的调查报告，比起无忧无虑的人来，焦虑和沮丧的男性得高血压的危险性增加 1.5 倍；女性得高血压的危险性增加 1.7 倍。而且，如果男性对生活失去了希望，那他患高血压的可能性，比对生活充满希望的男性高 3 倍。这个结果其实也不奇怪，稍微有点健康常识的人都知道，情绪是健康的开关。我们的血压水平和情绪也有关系，虽然对有的人影响大，对有的人影响小，但一定是有影响的。情绪一波动，血压自然会升高。

从很多典型例子中，我们都可以得出这个结论：不管是惧怕、紧张、焦虑，还是愤怒、沮丧、抑郁等心理情绪，都可以直接影响人的血压水平。比如，第二次世界大战期间，德国围困斯大林格勒，几乎是在一夜之间，这座城市的很多人都遭遇了高血压；还有学者在日本一次大地震后做过研究，发现地震后因为血压升高和心肌梗死而致死的人数，持续增加了好几个月。

长期情绪欠佳，高血压倏忽而至

现在，想想你自己怒气冲冲的时候是什么样子的。大家应该都有非常直接的感受，我们生气的时候，会呼吸急促、脸色变红，为什么呢？因为心跳加快，血液循环速度加快，所以血压也就会随之提高。诚然，这是一种暂时现象。但如果你长期情绪欠佳，就可能形成持续性的高血压了。

我有一位患者是客服专员，工作中经常会遇到一些蛮不讲理的客户，所以他长久以来一直情绪压抑，愤怒、焦虑等情绪对他而言是家常便饭。他也从来没有在意，认为反正这份工作的性质就是这样的，同事和他面临的也是同样的处境。

有一次，在接待客户时，他因为情绪没有控制好，跟客户发生了争执，被客户投诉了。公司按照规定扣了他当月的奖金并且还作了罚款处理。但他认为自己没有错，是那个客户太过分，于是特别愤愤不平，可是又没有办法跟主管争辩。

结果当天晚上，他就感到胸闷、心慌、胸痛和头痛得厉害，家人连忙送他来医院，检查结果显示他心率每分钟136次，心电图提示心肌缺血，显然已经是心脏病了。而且血压也高得吓人，180/110mmHg。我马上对他进行吸氧、输液等抢救工作，各种症状有所缓解了，心率、血压也恢复正常，他便回家了。

结果第二天晚上，同样的症状再次发作，他又被送进了急诊室。我的治疗方案虽然缓解了他的症状，但解决不了根本问题，所以我明确告诉他："假如你自己对很多事想不通，依然不停地生闷气，什么治疗方案都不能终止你的心动过速和高血压发作，神仙都帮不了你。"

我并没有危言耸听，假如你不肯控制自己的情绪，早晚有一天，得控制自己的疾病了。临床统计数据显示，在 40～50 岁的男性群体中，不友善的男性比其他男性发生心房纤维性颤动的概率高 30%；经常愤怒的男性比其他男性发生不正常心脏律动的概率高 10%，而死亡概率则高出 20%。现在，你还觉得生不生气、情绪好不好无所谓吗？

其实我也能理解这些人，如今的青年人和中年人工作环境压抑、与人沟通机会少、各种来自评比与总结的压力等，这些都是上班族的"情绪杀手"。整天和这些"情绪杀手"在一起，也难免大家的血压节节攀升。

尤其是假如你本身就是容易激动、争强好胜、雄心勃勃的人，或者你是个过于耿直的人、胆小怕事的人、常常忧郁苦闷的人，就更容易得高血压了。比如，当人愤怒或痛苦的时候，会让动脉外周的阻力增加，这会让收缩压明显上升；而恐惧的时候，由于心脏输出的血量增加，会造成舒张压升高。

所以请大家一定要记住，强烈的焦虑、紧张、愤怒、惊吓、恐惧、压抑、悲伤、自责和沮丧、激动等情绪，以及过度的精神疲劳，都是原发性高血压的诱发因素。

高兴，有时也会成为甜蜜的"杀手"

另外，不要以为只有负面情绪才会让血压升高。每次大团圆的节日过后，比如中秋节和春节之后，我的接诊量都会出现一个明显的小波峰。而且，患者大多数都是老年人。为什么呢？太高兴了。在这些全家团圆的日子里，很多老年人在享受天伦之乐的时候，因为情绪激烈波动，所以血压骤然升高，于是引发脑中风等意外。

凡是情绪波动，都有可能让大脑皮质兴奋和抑制过程失调，不仅仅是不良情绪才会这样。所以大喜大悲这些过激的情绪，都应该尽力避免。尤其是容易得高血压的人群，就更应该引起注意。

常犯懒，不运动，等来高血压

——— * ———

和肥胖、作息时间不规律等因素一样，长期不运动也是高血压过早发病的重要原因之一。英国权威医学杂志《柳叶刀》曾公布过一项研究结果，认为全球有 1/3 的成年人运动量不足，每年约有 500 万人因此死亡，几乎和吸烟致死的人数相同。你能想象得出来吗？人真的会"懒死"，同样，也能"懒"出高血压来。

如果一天两天不运动，没关系。但假如我们经常不运动，身体的气血运行就会变慢，肌肉也会松弛无力，如果再加上饮食过于油腻、生活不规律，就非常容易因为脂肪沉积，诱发心脑血管疾病。

有个女网友问过我："大夫，我就是个运动白痴，超级不喜欢运动，可是我没有别的坏习惯，饮食清淡，生活规律，身材苗条，这样会不会得高血压呢？"

这个问题应该这样看：我并不是说只要不运动就一定会得高血压，但不运动确实是会让这个可能性大大增加的。为什么呢？那些经常参与体育锻炼的人，他们的心肌纤维会增厚，心脏收缩能力会增强，安静时脉搏次数会减少，每次心脏输出的血量会增加，这都是一系列良好的生理转变。反之，那些经常不运动或者从来不运动的人，就不会有这些好的转变，随着年岁增长，只能眼睁睁看着身体机能越来越下降，最终等来各种疾病，高血压也是其中之一。

遗憾的是，时下的年轻人，主流生活方式似乎就是"死宅"，下班就宅在家里上网看电视，女孩子宁愿逛网店也不愿出门逛商场。根据卫生部2012年的最新调查，我国成年人中，有八成从不锻炼身体，他们更乐意待在家里看书、上网、看电视。我估计正在读这本书的读者，很多人都是宅男宅女一族。对于这些人，我需要提醒你们，当心高血压找上门！

就在今年寒假，我见到了朋友刚上大三的儿子，不过是在我医院的诊室里。那小伙子才刚刚20岁，学的是软件工程专业，基本上每天都是对着电脑一动不动，从来不出去锻炼身体，父母看他那么用功也从来不肯打扰他。另外，他还是一个无肉不欢的典型"肉食动物"，怕他学习太累身体吃不消，家里也是变着花样为他补充各种营养。

结果呢，这个寒假他开始经常觉得恶心、想呕吐，一开始大家都觉得是因为过年肉吃多了，吃坏肚子了，没关系。结果他这种感觉持续不退，到医院一检查，血压150/85mmHg，对他这个年龄的年轻人来说，这个血压是相当高的。他的恶心、呕吐症状就是高血压在作怪。而病因，自然是因为他长期不运动，又爱吃肉、口味重，所有这些不良习惯综合起作用，就让年纪轻轻的他出现了高血压。

所以，不管多大岁数，假如你是个长期不运动的人，在情绪激动或劳累后感到头晕、头痛、眼花、耳鸣、失眠、乏力、注意力不集中等，都有可能是高血压的早期症状。

经常熬夜，伤身还升血压

—— * ——

睡眠时间短，血压上升快

有一次跟朋友家的孩子聊天，他说自己和同学们都是"九三学社"成员。看我露出迷惑的表情，他解释说："也就是晚上三点钟睡觉，早晨九点钟起床啦。"如果是这样的话，我相信眼下的很多大学生都是"九三学社"的成员，他们基本上都是"熬夜族"。而上班族呢，由于条件限制，可能作息时间不会这么夸张，但也多是"晚上死活不想睡，早晨死活不想起"，很多人总会在电脑或电视前拖到不得不去睡觉，才恋恋不舍地离开。

这种生活状态好吗？其实这些人都清楚，这样做是不好的。但他们不清楚的是，熬夜也会增加患高血压的风险，或者让高血压患者的血压居高不下。

前几天我还接诊了一位患者，是位中年女士。她倒是没有太大的工作和生活压力，因为知道自己血压高，她一直很重视保养，包括饮食调理、不吸烟不喝酒等，血压一直控制得不错。但这次还是因为高血压被送进急诊室了。原来，她每天生活的内容就是打麻将。前一天晚上，她跟朋友们打麻将一直到凌晨 4 点钟才去睡觉。第二天上午起床后，她险些晕倒。家人立即把她送到医院。一检查，高血压犯了。

还有个患者告诉我说，在他们公司，加班已经成了一种企业文化，他和同事们天天只睡 5 个小时。有一次他连续三天加班到凌晨 2 点，公司经理却说，某某、某某能够几天几夜不下楼，你这加班只是小儿科。他们公司每个月都会统计加班工时，将前 5 名作为红榜、后 5 名作为黑榜进行公布。每一个进入公司的人，都不得不适应这里的工作节奏和加班习惯，这已经成了一种不成文的规定。结果，很少有人能在他们公司干满两年，大家因为受不了这么高强度的工作纷纷离职，而那些老员工，也一个个满脸沧桑。

从健康角度考虑，这种企业文化当然是非常不人性化的。美国的一项研究发现：每天睡眠时间为平均 5 小时的人，与平均 6 小时的人相比，5 年内患高血压的风险会增加 37%。所以，大家别以为睡眠是可以储存、透支的。

那么，为什么熬夜会让高血压发作呢？这是因为，一般来说，我们的血压在一天之内是有一定变化规律的，往往是白天高、夜间低。这样一来，我们在夜间睡眠时身体的各个器官也可以得到很好的休息。如果晚上睡眠不好，夜间的血压会因为交感神经不能得到较好的休息，甚至因为失眠引发焦虑，进而造成血压上升，容易形成不正常的血压变化规律，这种情况对心脑肾等器官的损害非常大。而且这种伤害，可不是第二天白天补觉就能补回来的。

熬夜时吸烟提神，等于给血压加把火

还有很多熬夜族，每当深夜累到人困马乏时，习惯点上一支烟提神。可是他们不知道，熬夜时吸烟对健康的危害无异于"雪上加霜"，只会诱发或加重高血压。因为人在熬夜时，肾上腺素的分泌比按时作息的人明显增加，此时吸烟会迅速产生有害物质，危害心血管，使血压升高、心率增快。因此，熬夜时吸烟非常容易诱发急性心脑血管疾病，尤其对患有高血压、冠心病、血管病变的人来说，危险性更大。所以，假如实在需要熬夜，千万不要再吸烟提神了，尤其是如果你本身就有高血压的潜在风险或者已经是高血压患者的话。

因此，在这里我想提醒大家，一定要对睡眠质量引起重视，平时应该尽量避免熬夜，尤其是血压控制不稳定的患者以及老年高血压患者，更应该避免熬夜，以免引发心脑血管等意外。即便不是高血压患者，也很年轻，可假如你是轮班工作者、空姐、飞机驾驶员、作家、记者等作息不规律、经常熬夜的人群，也要密切关注自己的血压水平，避免心血管疾病带来的各种危险。

不会吃药，血压更高

—— * ——

选错感冒药，诱使血压升高

有句古话叫"是药三分毒"，药物这东西，向来是把双刃剑。生病的时候，我们需要服药来治疗，但与此同时也要注意避免药物对身体的其他器官造成伤害。对于容易患高血压的人群以及高血压患者来说，尤其如此。

头疼脑热、感冒发烧都是日常生活中的小病，绝大多数成年人这时候都不会选择去看医生，他们会根据经验或者药品的使用说明，买一些非处方药服用。你是不是也一直都这样做的呢？

按理说，感冒类药物相当大一部分都属于非处方药，假如你属于身体健康的人群，这样做也没什么问题。但假如你是高血压患者，或者属于高血压的易感人群，就要注意了，选感冒药不能盲目，需要先弄清感冒药的主要成分。

一般来说，我们常用的感冒药，成分主要有 5 种：解热镇痛成分、抗病毒成分、减轻鼻腔充血成分、镇咳成分、抗组胺成分。市面上有形形色色的感冒药，但成分都差不多，基本上都是这几种成分组合在一起的。

比如，我们比较熟悉的白加黑，主要成分就是对乙酰氨基酚（解热镇痛成分)、盐酸伪麻黄碱(减轻鼻腔充血成分)、氢溴酸右美沙芬(镇咳成分)。再比如泰诺,它除了含上述3种主要成分外,还添加了马来酸氯苯那敏(抗组胺成分),而感康中还含有金刚烷胺(抗病毒成分)。

这些名词可能大家都很陌生,而且可能也不大关心,不要紧,我们只需要记得,那些含有盐酸伪麻黄碱的感冒药,包括康利诺、日夜百服宁、泰诺、新康泰克、银得菲、白加黑等,患有高血压、冠心病的人群最好不要选用。因为这些药物中的盐酸伪麻黄碱,可以引起血压升高、心跳加快等不良反应,会加重高血压患者的病情,甚至带来生命危险。

除了感冒药,常见的止痛药,如阿斯匹林、布洛芬和醋氨酚,也会增加男性患高血压和心脏病的风险。临床调查显示,每周经常服用这些止痛药的男性,发生高血压的风险比不服用者高出了1/3。

所以,大家不要以为头痛脑热不是大病,自己买点感冒药、止痛药就好了。否则很可能感冒治好了,头痛止住了,高血压却更严重了。

自作主张选降压药,血压不降反升

由于高血压已经成为国民的常见病,所以市面上各种非处方的降压药也非常多,大家以很低廉的价格就可以买到。这的确为很多患者提供了方便,但由此也带来了一些隐患。

市面上的降压药有许多种,作用也不完全一样。有些降压药对这一类型高血压有效,有些降压药对另一类型高血压有效。服药类型不对,不仅不能充分发挥降压作用，反而会延误病情。所以高血压患者的药物治疗，应该在医生的指导下，按照病情轻重和个体差异，进行分级治疗，并且制定符合实际情况的治疗方案。

这么多年来，我也接诊过不少因为服药不当导致病情加重的患者。比如，其中有一位患者就很典型，他平时人缘特别好，一听说他高血压，很多朋友和同事都热心地给他推荐降压药。这些人也都是好心，而且他们并不是胡乱推荐的，都是自己或者家人朋友服用过，效果比较好的。他正在为自己的高血压犯愁，于是就从朋友们的推荐中选择了一种提及率最高的药服用。

吃了一段时间之后，他发现血压还是原样，没降下去。他这人本身性子也比较急，恨不得一两天内就把血压降下来。看到眼看快一周了，血压还没有降到正常水平，他就开始更换药物。想着反正大家推荐的药物种类多，于是他就频繁更换，一种药还没来得及起效，他就已经换用了另一种药物，结果总是"劳而无功"，血压反而更加波动和不稳定。他之所以来医院，是因为吃了一种降压药，结果心跳慢到每分钟50多次，特别难受。

听了这种情况，我忍不住把他数落了一顿："人又不是小白鼠，怎么可以拿自己的身体去试验各种药物？本身高血压病因复杂，临床分型很多，每个人对药物的反应性、适应性和耐受能力又各不相同，各种降压药的性能也各异，所以不能用同一种药，也不能随便频繁换药。你那些朋友们的经验和好心，不一定对你有好处。"

的确是这样的，很多疾病都需要坚持"个性化"的用药原则，高血压也一样。我们不能单纯依靠别人的经验服药，而是需要医生的指导，因为毕竟你对药物没那么了解。比如，倍它乐克适用于心率较快、无心力衰竭的高血压患者，但对那些心率较慢、心功能不全者就应该禁用。如果不知道这些知识就擅自用药，后果会相当严重。

如果像上面我那位患者一样乱吃药，极有可能会造成血压波动大或血压不能平稳控制。时间长了，会引起动脉硬化、心肌变厚、心功能减退、中风等心脑血管疾病或肾功能不良。我这位患者，他是想把血压马上降下来却没能成功，他不知道的是，如果他迅速把血压降下来了，也极有可能出现危险。一般来说，短期内降压幅度最好不超过原血压的20％，如果降得太快或过低，都会发生头晕、乏力，严重的还可能导致缺血性脑中风和心肌梗死。所以，为了防止这些意外发生，真的不建议大家自己随意用药。

还有一种情况是这样的，当我给一些人确诊为高血压之后，不会给他们开药。因为他们的血压只是处于临界值，没有什么明显症状，而且没有其他心脑肾等器官方面的疾病，所以暂时不需要用药。但是一些患者就会问我："大夫，为什么你给别人开药，到我这儿就不开药了？是我的病情特殊吗？还是你有什么隐情瞒着我？我不是得了什么不治之症吧？"

每当这时候，我都会哭笑不得地安慰他们。的确是有一些患者不需要服药的，只要注意饮食和生活习惯就好了。可是我不能保证这些患者离开诊所以后不会自己去药店买降压药吃，这种擅自用药也是大可不必的。

擅自停药，血压杀个回马枪

假如你服用的是感冒药，当你感觉自己已经痊愈的时候停药，可能没什么问题。可假如是降压药，一旦你"自我感觉良好"就随意停药，很有可能带来大麻烦。

首先这要从"自我感觉良好"说起，本来很多高血压患者就没有明显的症状，所以对于病情也没什么感觉。他们的这种"良好"感觉，往往是来自测量的血压。可是，我们知道，人的血压本来就会高高低低，而且影响血压的因素相当多，假如你量一次显示血压正常，并不代表你的血压水平就成功降下来了。

很多人测血压的时间大多在上午，前面我们提到过了，人体的血压从上午9点以后是呈现下降趋势的，如果这时候测出来的血压"正常"，并不代表真的成功摆脱高血压了。假如你因此"自我感觉良好"就擅自停药，或者擅自减少服药量，就容易出问题。

假如你把一天三次、一次一片的降压药，减到一天两次甚至一天一次，会有什么后果呢？一般来说，一天三次的降压药都是短效降压药，它们的药效只能维持4～8小时。这样，当药效过去的时候，血压在上升却得不到控制。而原本吃药的时候，血压是不能随意上升的。所以，一旦失去了药物的帮助，这些患者的血压会迅速上升，甚至比没有服用药物之前升得更高。这也就是很多高血压患者发现停药、减药之后血压升高了的原因。如果这时候马上恢复原量一天吃三次，效果也往往不够理想。这时候，后悔也晚了。

临床上，我见过太多高血压患者在服药的时候，血压降到正常就不服药了，等几天后血压再次升高时，又开始服药，这种服服停停的方式往往会让血压大幅反跳，甚至超过原来血压的最高水平。这非但达不到治疗的目的，时间长了，还会给患者的心脏带来额外负担，容易导致高血压脑病、脑出血等严重的并发症。

别说这种刚吃了几天药就停药的人，就连那些连续服降压药 10 年以上而且血压稳定的人都不能随意停药，因为一旦停止，他们的血压仍有可能急剧上升。所以，在用药降血压方面，每一个高血压患者，尤其是病情较为严重的高血压患者，都要有持之以恒的耐心与决心，以及自己的生活质量可以不受影响的信心。

这些时刻血压容易升高，要格外小心

——— * ———

如果大家是从头开始阅读的，那么，读到这里，大家应该已经很清楚了，我们的血压在一天之内并不是一成不变的，而且它比较敏感，会受到很多因素的影响而骤然升高。而高血压患者因为血管长期承受的压力较大，所以血管处于痉挛状态，以至血管弹性下降、脆性增加，如果由于某种原因导致血压骤然增高，就容易造成脑血管破裂而发生脑出血，这对高血压患者来说无疑是最致命的打击。所以，对于高血压患者来说，要注意那些血压会突然升高的时刻，以减少脑卒中及心脏病事件，避免出现严重后果。

幸好，通过多年的临床经验和多项研究，我们发现，高血压的发作也有一定的时间规律。为了预防高血压及其严重并发症的发生，我们有必要了解一下那些危险时刻。一般来说，让高血压患者血压升高的危险时刻有下面几种：

突然停用降压药时。刚才我们已经提过了这种停药后血压反弹的现象。我在自己的患者中做过统计，每天服用可乐宁（中枢性降压药）超过1.2毫克的14名高血压患者，在突然停药后有7人发生出汗、头痛、失眠、脸部潮红和血压回升的症状，有的血压比治疗前还高很多。可见，突然停药是很危险的，假如你或家人朋友已经擅自停药了，请一定密切关注血压值，以免发生意外。

情绪激动、极度兴奋时。情绪上来的时候，血压往往也会跟着上去。不管是大喜还是大悲，都属于情绪激动的表现，它们都能导致血压升高、心率加速，从而诱发心脑血管疾病的突发。所以，高血压患者不仅要避免情绪大起大落，还要注意，在看那些场面惊险、情节紧张的打斗片、警匪片、恐怖片时，以及在麻将桌上"战斗"时，玩棋牌游戏时，情绪都要有所节制，不要过于激动或者过于兴奋，否则，血压就很有可能骤然上升。

季节变换、气温骤变时。每当寒潮过境之时，就是脑出血多发之日。这主要是因为高血压患者以老年人居多，他们对气温变化比较敏感，适应力比较差，一旦遇到寒冷刺激，体内肾上腺素分泌增强，而肾上腺素增多会使血管收缩，引起血压明显上升。所以，冬春季节，尤其是季节变换、气温变化较大的时候，高血压患者尤其要注意不要着凉受寒。

早晨 6 ~ 9 点。此时是人体的第一个血压高峰，本来血压在这个时间段就比其他时间段要高一些，再加上我们在睡梦中长时间没有补充水分，于是体内的血液浓度比较高，血液黏性增强，血液中容易形成血栓，所以容易诱发脑中风。因此，对于高血压患者来说，起床动作别太大、睡前和醒后喝一些白开水，这些好习惯都是非常有益的。

每周一。关于这一点，很多人可能有疑问。但事实就是这样，周一的心脑血管发病率高，并且全世界各地都是如此。这个现象已经引起了世界各国医学专家们的高度重视，大家研究的结论是这样的：由于刚刚度过一个轻松的周末，现在又要开始面临紧张而又繁忙的工作，一时难以适应的情况下，会诱发心脑血管疾病的急性发作；或者是，有些人在周末时，身体过度疲劳，饮食太过油腻，饮酒、吸烟过量，致使血压升高，心脑血管负担加重，极易造成猝死发作；还有一个原因就是，周末大家玩得比较开心，对心脑血管发病前的微弱症状往往忽视，所以到了周一发现的时候，病情已经恶化了。所以，假如大家自己或者有亲朋好友是高血压患者，而且是上班族，请密切关注周一的血压和健康状况。

屏气排便时。我们在下蹲排便时，由于体位改变和用力，会让腹压加大，外周血管阻力增加，血压也随之上升。特别是在便秘或者大便干燥的时候，高血压患者会屏气用力排便，这个动作会让全身肌肉收缩，血管也收缩，胸腔和腹腔压力增大，致使较多的血液充盈颅内血管。此时静脉回流受阻，颅内血管压力剧增，容易导致脑出血发生。所以，有严重高血压的患者，或者患有高血压的老年人一定要注意，最好采用坐便的方式，并且避免出现便秘。

贪烟嗜酒时。每逢佳节或喜庆的日子，也是高血压以及心脑血管疾病的高发时期。我们在前面的小节已经讲过嗜好烟酒对高血压患者的危害，所以大家应该很清楚这是为什么。所以，不管是为了交际需要还是真的嗜好烟酒，我们都要时刻牢记，抽完烟喝完酒的时候，血压可能会有一个暂时的升高。如果你已经是高血压患者，这时候一定要注意自己的心率和血压，以免发生不测。

洗澡沐浴时。我接诊过不少患者，是在洗澡的时候发生意外的。当然，主要以老年人居多。这主要是因为老年人一般体质较弱，体温调节和血管舒缩功能较差，在热水或冷水刺激下，血压容易发生波动。所以，老年人或者严重高血压患者洗澡的时候，一方面时间不能太长，另一方面水温也不能过高或者过低，以免对身体造成太大刺激。

除此之外，性生活时由于情绪高涨、心跳加快，血压也会有明显的升高。一般来说，收缩压超过 170mmHg 的高血压患者，性生活时一定要格外注意，如果身体不适要马上采取相应的措施。

饮食降血压
吃什么和怎么吃非常关键

民以食为天，食补是滋养我们身体的最好方式。对于高血压患者来说，不仅要吃营养丰富的食物，还要在日常饮食中多吃对降压有利的食物，同时少吃或不吃会升高血压的食物，这样不仅满足了一日三顿的营养需求，还能控制血压水平，提高生活质量。

管住嘴，升血压的高危食品要少吃

——— * ———

和很多疾病一样，高血压也是要忌口的。高血压患者也要管住自己的嘴巴，少吃或者不吃某些食物。这些食物主要包括：

会让人兴奋的刺激性食物。比如辣椒、咖喱、芥末等辛辣调味料，葱、芥菜等辛香蔬菜以及酒类、咖啡、浓茶、碳酸饮料等。这些食物吃的时候过瘾，但会导致神经兴奋，而神经兴奋是血压升高的重要因素。

过咸食物。很多南方人喜欢吃腌制食品，比如咸菜、咸鱼、腊肠等，腌制食品含盐度较高，因多吃腌制食品导致高血压的患者不在少数。

含胆固醇高的食物。如动物内脏、肥肉、鱼子、蛋黄、墨鱼等。如果长期进食高胆固醇的食物，可能导致高血脂，使动脉内脂肪沉积，加重高血压的发展。高血压患者在选择主食方面，可选择米饭、粥、面食、软豆类食物，以清淡好消化为主。

高热量食物。为了避免血脂、血糖、胆固醇升高，我们还要控制热量的摄入，限制高热量食物，如米、面，特别是糖类。提倡吃复合糖类，比如淀粉和玉米等；要少吃葡萄糖、果糖及蔗糖，这三种糖属于单糖，容易引起血脂升高。

易导致胀气的食物。红薯、干豆类容易导致胀气，高血压患者还是少吃为妙。

饱和脂肪酸含量极高的肉类及肉类加工品。比如牛、猪、羊肉，五花肉，肥肉，香肠，腊肠，熏肉等。这类食物虽然富含蛋白质，但饱和脂肪酸含量很高，长期食用容易造成血液中血脂过高，诱发冠心病。同时也要少吃肉汤类食物，因为肉汤中含氮浸出物较多，能够促进体内尿酸增多，加重心、肝、肾的负担，对高血压患者来说弊大于利。高血压患者补充蛋白质时，适宜选择脂肪含量少的高蛋白食物，比如鱼肉、牛奶、酸奶和豆制品等。

总而言之，想要治疗高血压，我们就要"管住嘴"。争取养成低钠、低脂的科学饮食习惯，并且戒烟戒酒，这样才能在不把血压吃得越来越高的基础上，把血压吃得降下去。

这样吃，降压事半功倍

———— * ————

随着我国高血压人群的日益壮大，如何治疗高血压已经成为一个公共问题。高血压给我们的日常生活带来了很多不便，除了服用一些降压药物之外，我们在饮食上也应该有所注意，可以多吃一些具有降压功效的食物，这是非常简便易行的降压方法。

民以食为天，合理的膳食可以使你不胖也不瘦，血压不高也不低。那么，对于高血压患者来说，我们应该遵循怎样的饮食原则，多食用哪些食物种类呢？

第一，多吃含钾、钙、镁丰富而含钠低的食物。比如土豆、芋头、茄子、海带、莴笋、冬瓜、西瓜等。

因为钾盐能促进胆固醇的排泄，增加血管弹性，有利尿作用，有利于改善心肌收缩能力。而含钙丰富的食物，如牛奶、酸奶、芝麻酱、绿色蔬菜等，对心血管有保护作用。还可以选用含镁丰富的食物，如绿叶蔬菜、小米、荞麦面、豆类及豆制品，因为镁盐可以通过舒张血管达到降压作用。

第二，多吃绿色蔬菜和新鲜水果。它们有利于心肌代谢，从而改善心肌功能和血液循环，促进胆固醇的排泄，防控高血压。

第三，**适量摄入蛋白质**。高血压患者每日蛋白质的摄入量以每千克体重 1 克为宜。每周吃 2 ~ 3 次鱼类蛋白质，可改善血管弹性和通透性，增加尿钠排出，从而降低血压。但如果高血压合并肾功能不全，应该限制蛋白质的摄入。

另外，建议大家多吃植物性蛋白含量高的食物，如各种豆类、豆制品、菠菜、茄子、芝麻、木耳、紫菜等。

第四，**常吃具有降血脂作用的食物**。比如芹菜、白菜、白萝卜、胡萝卜、海蜇、海带、鳜鱼、黑鱼等。

第五，**适量多吃面食**。因为小麦中含有大量纤维，有益于肠道内有益菌繁殖，重新生成泛酸，泛酸有助于防治高血压，且小麦纤维本身也有助于降低胆固醇。

所以，对高血压患者来说，吃面食比吃白米饭要好得多。不过，很多南方人可能不习惯吃面食，大家可以根据自身情况适当增加饮食中面食的比重。

第六，**红黄绿白黑五种颜色的食物搭配着吃**。"红黄绿白黑"是指在餐桌上，高血压患者要保证在自己的三餐中见到了这五种颜色的食物。这是一种简单有效的搭配，它也可以帮我们辅助降低高血压，并且预防与血管有关的各种疾病。

红，是指西红柿、红萝卜这类红颜色的食物；黄，指的是胡萝卜、玉米、南瓜这些黄颜色的食物；至于绿，除了绿色蔬菜还有绿茶，绿茶对降血脂、降血黏度、改善心脑血管供血和预防癌症方面都有明显的益处；白，不是指白米白面，大家要记得，这里的"白"是燕麦片或者燕麦粉；而黑，是指黑木耳、香菇、紫菜等黑颜色的食物。

不管是西红柿也好，胡萝卜也好，还是黑木耳、燕麦片，它们都有非常好的降压保健作用。所以，把这些食物每天换着种类搭配在一起，既可以保证我们营养均衡，又不会因为食物过于单调而影响食欲，所以这是比较合理的膳食选择。

从"重"到"轻"，改变口味就能降压

———— * ————

之前有一位患者，我给他换了各种治疗方法，用了各种药物，血压就是降不下来。后来我仔细问他一日三餐的情况，才了解到他原本是浙江人，特别喜欢吃咸菜、咸鱼。我问他："不是已经交代你日常饮食要少吃盐、口味轻一点的吗？"他回答说："是啊，我们家现在做菜放的盐越来越少了，真难吃，可是我的确遵医嘱了啊。"

我哭笑不得："那咸菜、咸鱼里面就没盐吗？这个也要算在你每天摄入的盐分里面。从现在开始，你不能吃这些腌制食品，每天要多吃蔬菜、水果。"一周过后再来检查，虽然他愁眉苦脸地抱怨吃饭简直就是受罪，但血压真的降下来了。

医学上有一个术语，叫"盐敏感"，指的是吃盐一多，血压就上去。健康人群中约有 1/4 是盐敏感者；在高血压患者中，大约有 60% 是盐敏感者；老年人中，盐敏感者就更多了。可见，不管有没有高血压，你都有可能是一个盐敏感者，盐吃太多，肯定是没有好处的。

尽管高血压是一种常见病，口味重、盐吃得多容易导致高血压也是常识，可是还有很多人对此认识不足。除了盐之外，很多人还喜欢在烹调时放入一些含盐高的调料，比如酱油、黄酱、豆瓣酱等。而且，我国膳食结构的特点是副食少、主食多。为了更"下饭"，我们就会在副食里面加入更多盐。还有一些地区，由于受长期传统的影响，人们喜欢食用盐腌制品。这些都是导致我们不知不觉吃进去更多盐分的重要原因。

日本人现在是以健康长寿闻名的，但在20世纪他们的高血压发病率丝毫不亚于今天的中国。现在他们的高血压发病率却大大降低。为什么呢？我看到过一项统计数据，从"二战"后到2010年，日本人平均摄盐量由每人每天26克下降到7克。想想看那淡而无味的寿司、生鱼片，现在大家知道原因了吧？

为了身体健康，即便是血压正常的人，也应该让口味轻一点，少吃点盐。更何况是高血压患者呢？

想要治疗高血压，就一定要改变"口味重"的饮食习惯，控制每天摄入的盐分总量。之前我们已经提到了，要将饮食中钠的摄入量减少到每天不超过6克。

此外，大家一定不要只记得计算做菜时放的盐分数量，而忘记了酱油、酱菜、咸菜、咸鸭蛋等食物里面的盐分。而且，其实很多天然食物，比如虾米、紫菜中已经含有钠盐，所以，在烹调这些食物时添加的盐分数量还应该进一步减少。

想想看我们中国人的饮食习惯，早餐常常吃粥、馒头或者包子，加上一点咸菜或腐乳。大家可能不知道，单单一块红腐乳就含有5克盐，一小碟榨菜或酱菜（50克）就含有4克盐，一顿早饭下来，你吃的盐就已经达到了一天的标准。那午饭和晚饭你所吃的盐，全都是超标的。

　　而且，很多年轻人爱吃薯片、泡面、培根、熏肉等，这些都是高盐食品，要知道，一包泡面的盐分超过 5 克。此外，年轻人都比较热衷的火锅，其汤头的盐分含量也非常高。照这样吃下去，时间长了，患上高血压一点都不奇怪。

　　关于口味重这一点，老年人尤其要注意。一般老年人的味觉有所退化，所以偏爱吃一些口味重的食物，这对高血压是大忌。所以，老年人尤其要注意别吃太咸了，如果实在觉得食物寡淡无味，可以加一些醋、柠檬汁来调味。

脂肪也有好坏之分，别把它当"洪水猛兽"

——— * ———

摄入脂肪时，85% 应由不饱和脂肪酸提供

虽然所有高血压患者和渴望苗条的人一样，都视脂肪如洪水猛兽，可是，脂肪是构成人体器官和组织的重要成分，我们的身体是需要脂肪来维持各项机能的。中国营养学会推荐，成人膳食中脂肪提供的热量应占每日摄取总热量的 25% ~ 30%。可见，脂肪也是不可或缺的。

然而，脂肪也分为动物脂肪和植物脂肪两类。动物脂肪含有大量的饱和脂肪酸，植物脂肪则含有不饱和脂肪酸。这两种脂肪酸对人体健康都是不可缺少的，但是摄入时要有合理的比例，否则就会损害健康。一般来说，在我们摄入的脂肪总量中，从饱和脂肪酸含量较高的食物中摄入的热量最好不要超过 15%。另外的 85%，都应该由不饱和脂肪酸提供。

所以，那些动物脂肪吃得太多的人，也同时摄入了过多的饱和脂肪酸。而高血压患者长期大量摄入饱和脂肪酸，非常容易加速动脉粥样硬化的发生和发展。很多人患上高血压，以及高血压病情加重，都跟饱和脂肪酸的摄入有关。假如将食物中的脂肪总量减少，尤其是饱和脂肪酸的总量减少，降低血压的效果会非常显著。

　　说了这么多，大家可能还不知道什么是饱和脂肪酸、什么是不饱和脂肪酸。简单来说，脂肪是由甘油和脂肪酸组成的化合物。而脂肪酸根据结构的不同可分为饱和脂肪酸和不饱和脂肪酸。饱和脂肪酸人体可以自己合成，在很多动物性脂肪中含量较高，可以导致胆固醇的升高，因此不宜多摄入。而不饱和脂肪酸分为单不饱和脂肪酸和多不饱和脂肪酸两种，由各种食物提供，人体无法合成。单不饱和脂肪酸主要提供热量，多不饱和脂肪酸具有降低胆固醇的作用。所以，不管从哪方面来看，我们的身体都需要多一些的不饱和脂肪酸。

　　一般来说，不饱和脂肪酸多存在于植物油（如红花籽油、印加果油、野山茶油、橄榄油、阿甘油、芥花籽油、葵花子油、玉米油和大豆油等）、鱼类（如鲤鱼、鲫鱼、甲鱼及各种海鱼）、禽类（如鸡肉、鸭肉等白肉），以及富含植物脂肪的坚果类（如核桃、花生、碧根果、葵花子、杏仁）食物中。我们可以把它们作为脂肪的主要来源，尽量避免食用太多的动物脂肪。

不饱和脂肪酸可调节血脂、清理血栓

　　在治疗高血压方面，不饱和脂肪酸主要从两方面发挥作用。

　　一方面，它可以调节血脂。居住在北极的因纽特人以鱼类为主要食品，他们的饮食中含有大量的脂肪，而蔬菜摄取量极少，但是因纽特人却很少患心血管类疾病，原因是他们摄入的食物中鱼油的含量极高。鱼油里的主要成分 EPA 和 DHA，能降低血液中对人体有害的胆固醇和甘油三酯，能有效地控制人体血脂的浓度，并提高对人体有益的高密度脂蛋白的含量。高血脂是导致高血压、动脉硬化、心脏病、脑血栓、中风等疾病的主要原因，而不饱和脂肪酸通过降低血脂能帮我们有效地抑制高血压，预防心血管疾病。

另一方面，不饱和脂肪酸还可以清理血栓。不饱和脂肪酸不仅能够促进体内饱和脂肪酸的代谢，减轻和消除食物内动物脂肪对人体的危害，防止脂肪沉积在血管壁，抑制动脉粥样硬化的形成和发展，增强血管的弹性和韧性，还能够降低血液黏稠度，增进红细胞携氧的能力。因此，它可以有效防止血栓的形成，预防中风。而对于高血压患者来说，这当然是极大的好消息。

假如我们摄入的不饱和脂肪酸不足，很容易让血液中的低密度脂蛋白和低密度胆固醇增加，从而产生动脉粥样硬化，诱发心脑血管疾病。所以，大家要多注意调控自己日常饮食的结构，多食用一些含不饱和脂肪酸的食物。

肉类久炖，不会让其中的坏脂肪变成好脂肪

另外，曾有不止一位患者问过我："大夫，我看电视上说，很多寿星的长寿秘诀就是吃久炖的红烧肉。把红烧肉炖上 3 个小时，可以让其中的胆固醇含量降低，饱和脂肪酸变成不饱和脂肪酸。这是真的吗？我特别喜欢

吃红烧肉，要是真的，那就太好了。"

问这个问题的人多了，我自己也做了个测试。的确，久炖的红烧肉中胆固醇含量下降了。这其实不难理解，因为加热容易引起脂肪氧化，而脂肪氧化就会导致胆固醇发生氧化，形成一系列新的化合物。然而问题是，这些化合物健康吗？它们虽然已经不是胆固醇了，但极有可能比胆固醇还糟糕。

胆固醇下降并不奇怪，胆固醇的化学键里有个双键，它氧化之后会形成一系列的胆固醇氧化产物。资料显示，目前已经确认的氧化产物有十几种之多。不过，据研究报告说，这些氧化产物很多都是有毒性的，比胆固醇本身更糟糕。所以，食物在加热之后出现胆固醇含量下降的情况，也未必是一件好事。

至于饱和脂肪酸变成不饱和脂肪酸，这种说法我是不赞同的。从热力学角度来说，饱和脂肪酸比不饱和脂肪酸更为稳定，而脂肪受热后通常会发生氧化，氧化过程中不饱和的双键会减少，而饱和脂肪酸则不易受到氧化而更多地保存下来。所以，通常都会是受热后不饱和脂肪酸变成饱和脂肪酸，反过来的情形则很少出现。

胆固醇低了，降压更轻松

—— * ——

由于高血压患者的血管内壁在长期"高压力"的作用下会有破损，血液里的某些胆固醇会趁机集聚在破损的地方，形成动脉粥样硬化斑块，导致冠心病、中风的发生。所以，高血压患者一定要密切关注自己体内的胆固醇水平。现在，我们就来看看，怎样吃才可以把胆固醇降下去。

告别高脂肪饮食习惯

首先，为了不让体内的胆固醇含量进一步升高，我们要告别高脂肪饮食习惯。因为高脂肪饮食会使身体的氧化负担过重，造成一氧化氮生物活性降低，从而引起高血压。对于高血压患者来说，我建议大家牺牲一点口福，尽量吃瘦肉、白肉。而且像鸡肉之类的白肉，吃的时候要去皮。每天只能吃250克肉，另外也别忘了培根、火腿、香肠这些食物看不见的油脂其实很高，而且都是饱和脂肪，会增加胆固醇的含量，最好避免食用。还有，也别忘了你吃的糕点，中式的往往含有猪油，西式的往往含有奶油或植物油。不管怎么样，它们都是油。只要是油，摄入过量了，对高血压都不好。

拥抱零胆固醇、降胆固醇食物

在控制高脂肪饮食的基础上，我们可以考虑吃一些不含胆固醇，甚至能降低胆固醇的食物。

先来看不含胆固醇的食物。它们主要包括五谷、豆制品、坚果、水果蔬菜等，比如玉米面、小米、糙米、豆腐、花生、西瓜子、花生油、大豆油、麻油、海参、鸡蛋清等，基本都不含胆固醇。

除了这些不含胆固醇的食物，高血压患者可能更关注哪些食物吃了可以把居高不下的胆固醇降一降，现在我们就来一起了解：

黄豆。在我国的传统饮食中，豆类一直都是既便宜又安全有效的降血脂及胆固醇的食物，我们每天只要吃 28 克豆类食物，就可以降低 10% 总胆固醇、低密度脂蛋白（坏的胆固醇）和甘油三酯。连续两个月每天食用这么多豆类，就可以让血液中的低密度脂蛋白浓度降低 20%。所以，想要降低胆固醇，就可以在平时餐桌上多加入一些黄豆制品。

燕麦片。燕麦中有一种叫作"β-聚葡萄糖"的物质，这是一种可溶性纤维，能妨碍胆固醇的制造与吸收。所以，早餐一杯燕麦片或者燕麦粥，你的心脏会非常感激你。不过，真正的好燕麦应当是煮食型而非冲泡型的燕麦，购买时要学会查看配料表，真正的燕麦片的膳食纤维含量应当在 6%～10%。

三文鱼。三文鱼因为含有丰富的不饱和脂肪酸，所以对降血压是相当有效的。同时，它所含有的这些脂肪酸对心脏也很有好处，从降低胆固醇的角度来看，三文鱼和其他深海鱼中的这些脂肪酸能够增加血液中高密度脂蛋白（好的胆固醇），抑制那些低密度脂蛋白，所以对人体是非常有益的。

橄榄油。越是饱和的油，比如猪油，越会增加胆固醇的含量，所以我是不建议高血压患者食用的。但不饱和的油呢，比如葵花子油，虽然能够降低低密度脂蛋白，却也会同时降低高密度脂蛋白。所以相比较而言，橄榄油是非常好的选择，芥花籽油也有相同效果。此外，麻油、花生油也都是不错的选择。

苹果。苹果不仅能够降血压，还能够降胆固醇。这是因为它富含果胶、纤维素和维生素 C，可以降低低密度脂蛋白的含量。如果每天吃两个苹果，坚持一个月，大多数人血液中的低密度脂蛋白都会降低。除了苹果以外，其他果胶含量高的水果也有同样功效。

玉米。玉米是一种粗粮，它含有丰富的钙、磷、镁、铁、硒及多种维生素、胡萝卜素等，还富含纤维素，能清除体内多余的油脂。多吃玉米可以帮助降低血清胆固醇并软化血管，对高血压患者是非常有益的。

大蒜。大蒜不论是生吃或熟吃，降胆固醇的效果都非常好。大蒜中的含硫化合物可以直接抑制肝脏中胆固醇的合成，它不仅可以降低总胆固醇，也可以降低低密度脂蛋白，阻止血栓形成，并且有助于增加高密度脂蛋白。美国人喜欢吃各种胶囊类保健食品。他们发现，每天服用 1 粒相当于 3 瓣大蒜的大蒜油丸，可以增加 23% 高密度脂蛋白。

洋葱。洋葱属于辛辣食物，高血压患者似乎不应该多吃。但是，因为洋葱中含有环蒜氨酸和硫氨酸等化合物，这些化合物有助于舒张血管、降低血压、溶解血栓，所以高血压患者也不妨适度食用。而且，洋葱几乎不含脂肪，还能够抑制高脂肪饮食引起的胆固醇升高，有助于改善动脉粥样硬化。不过，如果想要降低胆固醇，生吃效果更好。

葡萄柚。含有可溶性纤维的食物都可以促进胆固醇的代谢。美国佛罗里达大学研究发现，葡萄柚中就有一种可溶性纤维，可以有效地降低低密度脂蛋白。

山楂。山楂解油腻、促消化，同时还有降血脂、降血压、强心和抗心律不齐等作用。因为山楂里面所含的果胶是可溶性膳食纤维，有降低胆固醇、预防动脉粥样硬化的作用。只是，有些人不适合多吃山楂，大家要结合自身实际情况来选择食用时间和分量。

除了以上这些食物之外，山药、红薯、韭菜、香菇、冬瓜、胡萝卜、海藻、银耳、葡萄等食物，降低胆固醇的作用也很明显。大家如果能够持之以恒地多吃这些食物，相信一定可以收到明显的效果。

钾：专门对抗钠的降压元素

—— * ——

中国人的膳食高钠低钾，不利于高血压患者

不知道大家有没有留心到，前面我们介绍到的很多降血压的食物，比如芹菜、洋葱、土豆、香蕉、海带等，它们有一个共同的特点，就是含钾比较丰富。这其中有什么学问吗？当然有。而且已经在科学研究和临床上都得到了验证。

我在诊治高血压的时候，既会吸收传统中医的理论，也一直密切关注国外的科学研究。我认为这样中西结合，辨证施治，才是对患者更负责的做法，也才能取得更好的疗效。这不，在 2013 年 4 月 5 日的《英国医学杂志》（*British Medical Journal*）上，我就读到了一篇文章，是来自世界卫生组织健康发展营养部的一项研究，他们发现，增加钾的摄入量，可以降低高血压患者的血压，降低脑卒中的风险。

这个结论其实并不新鲜。早在几年前，美国心脏病学讨论会上的报告就指出，高血压的典型特征是动脉壁增厚，但当给予足量的钾后，动脉壁便不再增厚，这主要是钾对血管有保护作用，可防止动脉壁不受血压的机械性损伤，从而降低了高血压患者中风的发病率。由此可见，高血压患者

适当增加钾的摄入量是有益的，这跟钠正好相反。

高血压患者应该控制食物中钠的摄入量，这一点大家应该都非常清楚了，现在大家还可以再记住一点，要增加膳食中钾、钙、镁的含量。因为当我们从食物中摄入了过多钠盐之后，摄入的钾、钙和镁越多，血压越不容易升高。就拿钾来说吧，它能中和人体内多余的钠，使钠容易从尿中排出，因此起到降血压的效果。所以，假如大家认为自己口味重，摄入了过多的钠盐，就可以通过多补充一些钾盐的方式来减轻对身体的伤害。

只是据我了解，现实没这么乐观。我国膳食中钾摄入量普遍偏低，钠和钾的摄入比例是 3 ：1，显然这种高钠低钾的结构，对于高血压患者是不利的。世界卫生组织建议每人每天钾的摄取量大约在 3.5 克，而目前我国居民的钾日摄入量一般都低于 3 克。所以，我们大部分人都应该有意识地增加食物中钾的摄入量。

从食物中补钾比用药物补钾更安全

和补充其他营养元素一样，补钾的方式也有药补和食补两种。药补通常首选氯化钾，它适用于服用利尿剂降压治疗，并伴有低血钾的患者。因为有些高血压患者由于持续服用利尿剂降压药，使排尿增多，钾也随之排出，所以发生低钾血症的可能性更大。因此，有些服用这类药物治疗的病人，就不得不需要用药物补钾。而食补则适用于所有高血压患者，包括那些患轻度高血压，尚未服用降压药物治疗的人。我是建议大家采用食补的，我们绝大多数人只要多吃一些含钾丰富的食物就可以了，这是最安全、最理想的方法。

其实对于身体健康的普通人群来说，我们每天很容易摄入足够的钾。比如，一个烤红薯就含有838毫克钾，一杯菠菜汁含有800毫克钾。我们每天吃的很多蔬菜和水果里面都含有丰富的钾盐，所以只要饮食结构合理，身体一般是不会缺钾盐的。但对于高血压患者来说，我们需要的是高钾饮食，只满足于此还不够，我们需要增加钾的摄入。一般来说，高血压患者每天摄入3500毫克钾，才能对抗钠的升血压作用，让血容量和血压降低。

现在我们就来看看哪些食物含有丰富的钾，是我们在日常生活中应该多食用的：

蔬菜中含钾量最高的有：口蘑、黄花菜、紫菜、海带、木耳、银耳、西葫芦、豆瓣菜、卷心菜、芹菜、欧芹、白萝卜、莴笋、花菜、南瓜、玉米、大葱、毛豆、豌豆、土豆、生胡萝卜、菠菜、小白菜、油菜、西红柿、红薯等；

富含钾的水果主要有：香蕉、甜橙、鳄梨、甜瓜、西瓜、鲜桃、柚子、葡萄等。

即便你不是高血压患者，吃这些蔬果也不用担心摄入了过多钾盐。假如你的血压正常的话，钾能帮助你保持血压正常。但是，这也并不意味着我们摄入的钾盐不会对身体有负面影响，多多益善。摄入过量的钾会加重肾脏负担，所以基本上我建议大家采用低钠高钾的饮食模式，但并不建议大家直接用药物补钾，如果一定要用药物补充，请在医生指导下进行。

全世界都在用的降压饮食模式（DASH diet）

———— * ————

坚持降压饮食模式，两周内血压下降程度堪比降压药

DASH diet，全称是 Dietary Approaches to Stop Hypertension，按照字面意思理解就是"降低血压的饮食模式"。它由美国的 NHLBI（心脏、肺、血液研究所）推出，现在已经被美国各大医院采用，相关的书也一本接一本陆续面世。后来，US News 组织多位营养学家对各种饮食模式进行综合评比，认为 DASH diet 是最佳饮食策略，从此 DASH diet 开始风靡美国，并且在全世界引起了一种 DASH diet 的风潮，现在我们就来一起了解一下。

简单来说，DASH diet 是一种含丰富的坚果、全谷类、鱼类、家禽、水果和蔬菜的饮食法，根据美国 NHLBI 数据显示，它有助预防或控制高血压。对于血压正常的人，采用这种饮食方法，平均可分别降低收缩压 3mmHg 及舒张压 6mmHg。对于高血压人士，则可分别降低 11mmHg 及 6mmHg。坚持这种饮食模式的高血压患者，在两周内血压下降的程度，与高血压药物不相上下。除了能降低血压之外，这种营养均衡的饮食方法还对健康非常有利，因此一经推出，就备受欢迎。

美国人制定的 DASH diet，降压效果虽好，但水土不服

总的来说，它的饮食原则是：低盐、低脂肪、低胆固醇饮食，再配合高镁、高钾、高钙和高纤维食物。以每日 2000 卡路里的标准，DASH diet 的每日营养目标是这样的：

总脂肪	27% 总热量	钠	2300 毫克
饱和脂肪	6% 总热量	钾	4700 毫克
蛋白质	18% 总热量	钙	1250 毫克
碳水化合物	55% 总热量	镁	500 毫克
胆固醇	150 毫克	纤维	30 克

以这个营养目标为基础，美国人制定了下面这个每日饮食的表格，我们一起来看一下：

食物组别	每日份数	每份大小
谷物类（以全谷类制品为主）	6 ~ 8 份	·1 片面包（为一份，下同） ·30 克干燥谷物 ·1/2 碗米饭、意大利面或者谷物
蔬菜类	4 ~ 5 份	·1 碗新鲜绿叶蔬菜 ·1/2 碗新鲜切碎蔬菜 ·1/2 碗烹饪的蔬菜 ·1/2 杯蔬菜汁

水果类	4 ~ 5 份	·1 个中等大小水果 ·1/4 碗干燥水果 ·1/2 碗新鲜、冰冻或罐头水果 ·1/2 杯果汁
脱脂 / 低脂奶或奶制品	2 ~ 3 份	·1 杯牛奶 ·45 克奶酪
瘦肉类和鱼类	不大于 6 份	·30 克烹饪的猪肉、牛肉或鱼 ·1 个鸡蛋
坚果、种子和豆类	每周 4 ~ 5 份	·1/3 碗坚果 ·2 勺花生酱 ·2 勺种子 ·1/2 碗烹饪的豆类
脂肪和油类	2 ~ 3 份	·1 勺软黄油 ·1 勺植物油 ·1 勺蛋黄酱 ·2 勺沙拉酱
糖果和添加糖	每周少于 5 份	·1 勺糖 ·1 勺果酱 ·1/2 碗冰激凌或者明胶 ·1 杯加糖果汁

看完这个表格，我们可以一起来分析一下这个饮食疗法的优缺点。首先来看它的优点：

第一，它已经被无数实验证明可以降血压、血脂。美国糖尿病协会也认可这种饮食疗法，说明想预防糖尿病的人和糖尿病患者也可以这么吃。

第二，如果注意卡路里的摄入，这是很好的减肥饮食。

第三，营养丰富，有益于所有人群。

第四，没有长期风险，坚持越久，收益越大，这是一个终身饮食计划。

第五，没有太多条条框框，核心理论比较少，容易理解。

第六，该理论没有禁忌太多天然食物，只是鼓励多摄入其中某些食物、适当限制某些食物。

第七，无须节食，无饥饿感。

讲了这么多优点，现在我们可以来看看缺点了：

第一，强调新鲜、水煮、尽量少油，与中式烹饪方法有一些冲突。

第二，需要放弃对精制食品的爱好，比如饼干、蛋糕之类的甜食，这是甜食控、零食控的噩梦。

第三，限盐是一个很大的障碍，意味着你不仅需要做菜少放或者不放盐，还需要注意食物中的钠。对于中国人来说，这一点是比较困难的。

第四，新鲜的蔬菜水果，获取和操作的难度总是大于精制食物，尤其是对于工作繁忙的上班族和学生族来说。

优缺点都已经讲过了，大家应该对这个饮食疗法有一定了解了。虽然对中国人来说，这种饮食模式有些难以操作，但这种健康均衡的饮食模式还是值得推广的。

中国人改良后的 DASH diet，接地气，平稳降血压

刚才我们已经提到了，DASH diet 的缺点之一就是与中国国情不大符合，中国人的体质、饮食习惯都与美国人有差异。想要应用这种饮食模式，需要在美国版本的基础上适当改进。

这不，香港和台湾一些医院和营养协会，就陆陆续续推出了适合中国的版本。现在我们就来看看香港的中式改良版 DASH diet。

和内地一样，在香港，高血压也是一个普遍存在的健康问题。香港卫生署认为，香港人普遍蔬果吃得太少，但盐分摄入太多，这些都是患上高血压的重要原因。采用 DASH diet，市民平时应摄取充足的钾、镁及钙，多蔬果，多低脂奶类、多膳食纤维。膳食中亦应多全谷类、家禽、鱼、果仁；少脂肪、少红肉、少甜食及少添加糖饮品。下面是它总的饮食原则：

高钾。钾是细胞内含量最高的矿物质，它有拮抗钠离子、改变对盐敏感的作用，在蔬果、奶类中含量丰富。

高镁。镁参与身体许多生理功能，丰富的镁能改善胰岛素敏感度。蔬菜、水果是镁的主要来源之一，含麸皮及胚芽的全谷类（比如糙米、燕麦、荞麦）中镁的含量也很高。

高钙。钙质丰富的食物主要为低脂奶或脱脂奶类。其次如豆制品、深绿色蔬菜、海菜、带骨小鱼等，其含钙量也很高。

　　高膳食纤维。可以阻断单糖快速吸收进入血液循环中，改善胰岛素抵抗的体质。膳食纤维丰富的食物包括：蔬菜、水果、全谷类、根茎类（比如白萝卜、红薯、芋头）。

　　高不饱和脂肪酸。不饱和脂肪酸可以起到拮抗饱和脂肪酸的作用，主要来源是种子及核果（比如芝麻、杏仁、松子等）及各种植物油（比如色拉油、葵花子油、麻油、菜籽油、橄榄油等）。

　　限制饱和脂肪酸。饱和脂肪酸摄取过多，会提高内生性胆固醇，促进动脉硬化。在食物选择上，奶类选用低脂或脱脂奶，少吃内脏类食物、猪肉及其他红肉。

　　在这些原则的指导下，以每天 1600 ~ 2000 卡路里为标准，他们制定出了更适合中国人使用的 DASH diet 每日饮食计划：

食物组别	每日份数	原则	每份大小	例子
五谷类	6 ~ 8 份	未经精制的全谷类	·1 片面包 ·1/2 碗饭 ·1 杯煮熟的麦片	·全麦面包 ·糙米饭
蔬菜类	4 ~ 5 份	各种蔬菜	1/2 碗菜	杂菜沙拉
水果类	4 ~ 5 份	·新鲜水果 ·没有添加糖分的干果	·1 个水果 ·1/4 杯干果	·香蕉 ·火龙果 ·葡萄干

坚果、种子和豆类	每周 3～5 份	不加盐/糖的非油炸果仁	·2 汤匙种子 ·1/2 杯煮熟的豆类 ·1/3 杯坚果	·核桃 ·芝麻 ·黄豆
奶类	2～3 份	低脂/脱脂奶或奶制品	·1 杯奶/奶酪 ·1/2 盎司奶酪	·脱脂奶 ·低脂奶酪
鱼、肉及家禽类	5～6 份	·瘦肉类 ·家禽去皮去肥肉 ·蛋类去蛋黄 ·选择含 ω-3 脂肪酸的鱼类	·50 克肉 ·1 盎司煮熟的瘦肉	·蒸鱼 ·炒鸡柳
油类	2～3 份	·选用植物油 ·多采用少油烹调方法	1 茶匙植物油	·橄榄油 ·芥花籽油
盐、糖	盐不多于 1 茶匙	少吃高糖食品及腌制食品、过咸调味品		

注：1 盎司 =28.35 克

除了以上建议的每日饮食计划之外，中式版本的 DASH diet 还有下面这些建议推荐给大家：

选择全谷类或根茎类。选用未精制、含麸皮的全谷类或根茎类，用这些食物取代精制过的白米、白面制品。如果无法适应全谷类的口感，可部分先以全谷米或根茎类取代白米，待适应后再逐步减少白米的比例即可。

天天 5+5 蔬果。每天摄取 5 份蔬菜、5 份水果。深绿色的蔬菜每天不可少。还有含钾丰富的蔬菜水果，如芹菜、菠菜、空心菜、香菇、金针菇、哈密瓜、香瓜、桃子、香蕉等，也要多吃。如果选择喝蔬果汁，最好不要选那些添加了精制糖的，可以用牛奶代替糖。如果觉得分量太多或者口味太单调，可以利用下面这些小技巧。多选择不同口感的蔬菜搭配：瓜类滑脆，菇类柔软多汁，根茎和笋类有嚼劲；蔬菜可以做成菜饭：蔬菜毛豆拌饭、蔬菜腰果拌饭等；水果也可以做成菜肴：芒果咖喱、凤梨木耳等；水果可以采取榨成果汁的方式，但每天不要超过 2 份，每份 120 毫升；可以使用天然果干，比如葡萄干等，但是选未加糖的为佳。

选择低脂或脱脂奶。每天摄取 2 ~ 3 份低脂奶或脱脂奶。比如低脂或脱脂酸奶、奶酪、奶粉等，可以在三餐的时候食用，或者作为餐间点心；也可以搭配燕麦、麦片，作为早餐食用。它们还可以入菜：将低脂奶加入，可做玉米浓汤、蔬菜浓汤；将奶酪加入，可做焗烤西蓝花。

红肉改白肉。属于红肉的主要是家畜（比如猪、牛、羊）肉、内脏类。对于红肉，要减少食用次数，以摄食瘦肉为主，食用时，要去除肥肉及外皮。属于白肉的主要是豆制品、不带皮家禽（比如鸡、鸭、鹅）肉、鱼肉等。对于白肉，要平均分配，多食用植物蛋白更佳。

吃坚果。坚果类主要包括腰果、开心果、松子、核桃等，它们可以直接吃或入菜。但吃之前最好先将要摄食的分量拿出，避免一口接一口，最后不自觉地超出分量。而且要尽量选择没有添加过多调味料的坚果，以防止摄入过多的盐分及糖。

用好油。可依照不同烹调方式选择适合的油。一般而言，凉拌、低温烹煮使用橄榄油、葵花子油，大火煎、炒使用色拉油、芥花籽油。还可以经常采取清蒸、凉拌、焯水的方式减少烹调用油，同时减少每日油脂摄取量。

可以看到，相对于各种要求我们忌口的饮食疗法来说，DASH diet饮食疗法已经相当人性化了，它重在强调高血压患者应该多吃哪些东西，而不是一味要求高血压患者这个不能吃、那个不能吃。

这种饮食模式在多种营养素合理搭配、全方位改善健康的同时，还可以帮我们平稳、安全、科学、有效地降血压。因此，我在这里向大家大力推荐。

不用对肉、蛋敬而远之

—— * ——

任何事情都不该矫枉过正，这个道理对于高血压患者的饮食也同样适用。我见过太多患者，他们一听说哪种食物对高血压不好，就把它们从餐桌上彻底清除掉；一听说哪种食物会降血压，就一个劲儿地吃。这种心情我能理解，可是作为一名医生，肯定是不赞同这种做法的。

有一次，一个30来岁的高血压患者进了诊室之后，吞吞吐吐地，老半天才闪烁其词地跟我说清楚了来意。原来，他结婚两三年了还没要上孩子，医生说责任在他这里，因为精子质量太差，让他多补充蛋白质。可是作为高血压患者，医生又叮嘱他少吃肉蛋类。"可是，肉蛋类才是蛋白质的主要来源啊，我该怎么办？"他非常苦恼地问我。

的确，蛋白质对生殖功能、内分泌、激素相当重要，它被人体吸收后会变成氨基酸，其中的精氨酸被认为是制造精子的原料。如果因为血压高或者其他原因长期让身体缺乏蛋白质，很有可能出现不孕不育的情况，尤其是男性。

类似的问题，我还真没少遇到，每当这时候，我都会告诉他们："不用烦恼，肉蛋类是完全可以吃的。得了高血压，常常需要终身调养，因此日常饮食合理、营养均衡是非常重要的。假如脂肪、蛋白质等营养素摄入不足，会让身体免疫力下降等，反而会对身体健康产生严重影响。我让大家在日常饮食中降低脂肪及胆固醇的摄入，并不是让大家完全拒绝肉类和蛋类。其实只要能够合理烹饪，它们甚至还能取得较好的降压效果。"

一般来说，我会给大家推荐下面三道食谱，它们含有丰富的蛋白质，也比较容易被人体吸收，高血压患者可以放心食用：

白萝卜炖牛肉。大家可以准备白萝卜 250 克、水发海带 50 克、瘦牛肉 150 克，然后把白萝卜洗净、切丝，海带沥水、切丝，牛肉洗净、切块。随后将牛肉放入砂锅中，加入足量清水，用大火煮至沸腾后，撇去浮沫，加入姜块、料酒，改用小火炖约 1 小时，然后加入白萝卜丝、海带丝、盐一起煮 15 ~ 20 分钟就可以了。

花生炖猪蹄。这道食物非常适合爱美的女性食用。原材料是花生 100 克、猪蹄 1 只、水发香菇 50 克。我们先要把花生、香菇洗净，猪蹄去毛、洗净。然后将猪蹄、花生、香菇一同放入砂锅中，加入盐、清水，一起煮 1 个小时。等到猪蹄烂熟后，调入味精就可以了。当然，味精也可以不加。

茼蒿炒鸡蛋。大家不要因为蛋黄的胆固醇含量高，就对鸡蛋敬而远之，适当吃一些是没问题的。这道菜需要的材料是茼蒿 300 克，鸡蛋 2 个。先把茼蒿洗净，切段，将鸡蛋打匀。锅中倒入油，烧热之后，投入葱花爆香，随即下入鸡蛋液，翻炒成形后，投入茼蒿同炒，快熟时，调入盐就可以了，是一道清淡美味的佳肴。

之所以特意给大家推荐一些肉蛋类食谱，是因为临床上我遇到过太多患者，他们知道高血压需要清淡饮食，所以干脆开始完全吃素，不吃肉类，这种爱惜身体的精神和自制力是相当可贵的，但是这样很可能导致营养不均衡，容易缺少蛋白质，因此也不是最好的选择。身体健康的最高境界就是均衡。

但需要注意的是，有一些肉类我并不建议高血压患者食用，比如熏肉、肥肉、羊肉、狗肉和鸡皮。熏肉含有大量盐分，肥肉含有大量脂肪，羊肉狗肉等过于性热，鸡皮的皮下脂肪及皮脂较多，它们对于高血压患者来说都不太适合，所以不建议大家食用。

脱脂或低脂的牛奶最适合高血压患者

—— * ——

牛奶营养丰富，是优质蛋白的主要来源，但由于一般医生都会叮嘱高血压患者饮食要注意低脂，所以很多患者和网友会问我："大夫，我这种情况能不能喝牛奶？"

我往往会告诉他们"可以"。因为牛奶里面含有丰富的乳清酸和钙质，它们既能抑制胆固醇沉积于动脉血管壁，又能抑制人体内胆固醇合成酶的活性，减少胆固醇产生，还能预防脑中风。所以，对于高血压患者来说，牛奶并不是不能喝，而是要注意选择种类。

全脂奶、低脂奶、脱脂奶在蛋白质和矿物质含量上区别不大

这也是我经常遇到的另一个问题："大夫，超市里有全脂奶，还有低脂奶和脱脂奶，我应该喝哪种牛奶？"的确，和食用油一样，市面上我们可以见到的牛奶种类也是琳琅满目，全脂的、脱脂的、低脂的以及低脂低乳糖的，等等。这让很多高血压患者无所适从，不知道自己应该选择哪一种。

在回答这个问题之前，我们先来看一下这几种牛奶的差别。它们是根据脂肪含量的不同来区分的，全脂奶的脂肪含量是 3.5% ~ 4.5%，低脂奶

的脂肪含量是 1% ~ 3.5%，脱脂奶的脂肪含量一般低于 0.5%。

　　大家可以看到，全脂奶的脂肪含量要高于其余两种奶，这也就意味着它的热量要高于其他两种奶。除此之外，这三种奶在蛋白质和矿物质含量上的区别不大。不过，脂肪对牛奶的口感影响最大，作为组成和结构最复杂的脂类物质，乳脂肪用 400 多种脂肪酸，赋予了牛奶浓郁独特的香气和饱满醇厚的口感。所以，脱去乳脂肪的牛奶味道会比较寡淡，失去了牛奶柔滑浓郁的口感和美好的香气。而且，在除掉脂肪的同时，牛奶中的脂溶性维生素也跟着被除去，维生素 D 首当其冲。因此，全脂奶营养最丰富、口感最香醇，但它的缺点在于，脂肪含量较高。因此，对于高血压患者来说，低脂奶或脱脂奶可能是更好的选择。

　　高血压的发生与血钠、血钙比例是否均衡有关。当一个人的血钠过高、血钙又过低时，其血压就会明显上升。众所周知，牛奶中含有丰富的钙，因此，摄入含钙较多的食物，有助于维持血压稳定。而且，即使在脱脂过程中，牛奶中钙也不会被除去。所以，低脂奶和脱脂奶中的含钙量，与全脂奶相比没有什么损失，降血压的功能依然强大。

　　至于选择低脂奶还是脱脂奶，大家可以结合自身实际情况。假如你的血压不是特别高而且本身体质较为虚弱，需要补充更多营养，就可以选择低脂奶。假如本身是肥胖体形，血压又比较高，我建议还是选择脱脂奶。

　　另外，大家可能也发现了，除了这三种基本类型的牛奶之外，超市中还有各种各样的功能型牛奶，比如富硒牛奶、低糖高钙牛奶、多营养牛奶、促进睡眠的舒睡奶、有瘦身作用的纤体奶等。功能型牛奶或多或少都含有一定的保健成分，但它们毕竟不是药物，大家可以像普通牛奶一样饮用，最好不要对它们抱有太高期望，更不能用它们代替药物。

除了牛奶之外，酸奶也是非常好的补钙食品，它不仅可以补钙，而且其中所含的多种有益菌群可以调节肠道菌群，适合于各类人群，尤其是老年高血压患者。而奶酪、奶豆腐、奶皮等，高血压患者也可以适当多食用一些。

避开喝牛奶的禁忌，让牛奶发挥最佳的营养和保健效果

不过，我并不建议大家喝珍珠奶茶之类的饮料，因为这里面有很多奶精，而奶精是用椰子油制成的，椰子油是一种饱和脂肪酸很高的植物油。平时喜欢吃零食喝奶茶的女性患者尤其要注意了，不要以为有个"奶"字就是好东西，很有可能是奶精制成，不仅浪费钱，还不利于身体健康。小孩也应少接触这类饮料。

最后还要提醒大家注意的是喝牛奶的时间。很多人都知道，牛奶最好不要空腹喝，否则会影响营养的吸收。除此之外，我们也不要在吃药的时候喝牛奶，更不要把温牛奶当作温开水来送服药物，因为有一些奶制品和降压药（比如优降宁等）同时服用时，会引起血压骤然升高。所以，不仅要选对适合自己的牛奶，还要在正确的时间用正确的方法服用牛奶，这样才能让牛奶发挥最佳的营养和保健效果。

鱼类，尤其海鱼是最适合高血压患者的肉类

—— * ——

常吃鱼的日本人和因纽特人患冠心病的概率较低

不管是网友还是患者，在问我高血压患者的饮食原则时，我都会告诉他们，"大肉"尽量少吃，但"大鱼"可以放心大胆地多吃。我会建议他们，每周可以吃两三次鱼，最好是海鱼。为什么呢？因为鱼是优质蛋白质的良好来源，并且脂肪含量少。同时鱼含有大量高级不饱和脂肪酸，对降低血压和胆固醇有好处。

一直以来，在美国的心脏康复中，有两种备受推崇的饮食结构，一种是传统的东方饮食结构，另一种是地中海饮食结构。请大家注意，是"传统"的东方饮食结构，因为它粗纤维摄入多，蔬菜、水果摄入多，脂肪摄入少。而地中海饮食结构受到推崇是因为鱼类蛋白摄入多，所以采用这种饮食结构的人心脏病发病率很低。

世界卫生协会的专家早就发现，常吃鱼的日本人和居住在格陵兰岛上的因纽特人患冠心病的概率都比较低。而在日本，鲭鱼、秋刀鱼、沙丁鱼等背部发青的鱼类被统称为"青鱼"，它们是非常受欢迎的，这些鱼体内

的不饱和脂肪酸含量非常高。刚刚我们已经讲过不饱和脂肪酸的作用了，相信大家现在应该明白了为什么他们可以远离冠心病。

深海鱼降压效果最为显著

不过，虽然总体上来说，鱼类是优质蛋白的来源，富含不饱和脂肪酸，高血压患者可以多吃，但是，并不是所有鱼类都有很好的降压效果。一般来说，我会建议高血压患者食用深海鱼，因为深海鱼含有的不饱和脂肪酸更加优质，降血压的效果更好。现在我就来给大家介绍几种深海鱼类：

三文鱼。 三文鱼也叫鲑鱼，这种高贵的深海鱼，享有"水中珍品"的美誉，它的营养非常丰富。更重要的是，三文鱼中含有丰富的不饱和脂肪酸，能有效降低血脂和胆固醇，防治心血管疾病。每周吃两次三文鱼，就能将受心脏病攻击而死亡的概率降低 1/3。而且，三文鱼中还含有一种叫作虾青素的物质，这是一种非常强力的抗氧化剂，对身体健康非常有好处，还可以减少皱纹。所以，爱美人士、脑力劳动者和心血管疾病患者都可以经常吃点三文鱼。

金枪鱼。 金枪鱼也被称为鲔鱼、吞拿鱼，被誉为世界三大营养鱼之一。金枪鱼肉质柔嫩鲜美，蛋白质含量高达 20%，但脂肪含量很低，俗称"海底鸡"，营养价值非常高。对高血压患者来说更有意义的是，金枪鱼中的脂肪酸大多为不饱和脂肪酸，尤其是 DHA 和 EPA，含量居各种食物之首。DHA 被人们称为脑黄金，是人类大脑和中枢神经系统发育必需的营养素。EPA 是金枪鱼所特有的营养物质，可抑制胆固醇增加和防止动脉硬化，对预防和治疗心脑血管疾病有着特殊的作用。所以，和三文鱼一样，金枪鱼也是治疗高血压的上品。只是，大家需要注意，由于金枪鱼处在食物链的较顶端，体内的重金属含量也会比其他海鱼高，所以大家也不能常年把它当饭吃。

鲭鱼。鲭鱼也叫青花鱼，是一种高蛋白、低脂肪、易被人体吸收的食物。和金枪鱼一样，它体内含有EPA与DHA。这两种物质是防止动脉硬化、脑血栓及心肌梗死等心脑血管疾病的重要成分。不过需要提醒大家注意的是，鲭鱼一定要吃新鲜的，因为鲭鱼一旦死亡时间超过2天，体内会产生过量组织胺，食用后会引起食物中毒。

以上我们介绍了三种海鱼，它们对于治疗高血压都有很好的效果。当然，除了这些鱼类之外，大家也可以食用别的鱼类，比如鲱鱼、比目鱼等。在河鱼中，我推荐给大家的是鲫鱼。

中医认为，鲫鱼有益气健脾、利尿消肿、清热解毒的效果，还有降低胆固醇的作用。经常吃鲫鱼，还可以防治高血压、动脉硬化、冠心病。所以高血压患者平时可以多吃一些鲫鱼，喝一些鱼汤。

鱼鳞简单加工，降压又润肤

此外，还有一点我想要告诉大家，那就是鱼鳞的妙用。很多人认为鱼鳞没有任何功效，所以平时吃鱼的时候，一般会将鱼鳞扔掉。其实鱼鳞中含有多种不饱和脂肪酸，可减少胆固醇在血管壁上的积聚，具有很好的降压效果，还可预防动脉硬化、心脏病等。我们可以把鱼鳞充分加以利用，做成鱼鳞冻。

它的做法也很简单，只需要把鱼鳞用清水漂洗沥干，放进高压锅内，加入适量的醋，以去掉鱼鳞的腥味。每 500 克鱼鳞加 800 克水，用大火煮 10 分钟，再改小火煮 20 分钟。煮到鱼鳞变白、卷曲，汤呈糊状，打开锅将鳞片及杂渣捞出，液体倒入容器中，静止冷凝成胶冻状，放入冰箱内储存口感会更加细腻。做好的鱼鳞冻还可以用来煲汤，在锅内放入少许油，以姜片、黄酒和葱等爆锅，再加入适量水，将鱼鳞冻切块放入锅内煮开。放入适量蔬菜、盐、味精，开锅后即可食用。这种变废为宝的食物，既可以降低血压，还因为含有丰富的胶原蛋白所以对皮肤很好，女性高血压患者尤其不应该错过。

家常蔬果，就是最放心的降压良品

——— * ———

蔬菜中的降压明星：芹菜、茄子、菠菜

大家如果还记得 DASH diet 的话，应该会记得，它推荐每天摄取 5 份蔬菜、5 份水果，而且深绿色的蔬菜每天不可少。作为我们日常饮食中必不可少的食物之一，蔬菜可以提供人体所必需的多种维生素和矿物质，比如类胡萝卜素、二丙烯化合物等。而且蔬果中还有很多我们以前不清楚的，能够有效预防慢性、退行性疾病的营养素正在被逐渐发现。

所以，那些无肉不欢、不喜欢吃蔬菜的人群要注意了，想要降血压，你需要多吃一些蔬菜。当然，也不是所有的蔬菜都能降血压，其中也有一些讲究。

芹菜。说起降血压的明星蔬菜，芹菜会毫无争议地排在第一位，它是降血压的首选蔬菜。因为芹菜里面含有酸性的降压成分，科学家们把这些成分静脉注射进兔子和狗身上，结果证明这些成分有明显的降压作用。在临床上，发现这些成分对于原发性、妊娠性及更年期高血压都有效果。而意大利米兰大学的研究人员，利用芹菜中含有的一种能加速脂肪分解、消失的物质，让受试者吃芹菜，结果这些受试者的体重在 1 周内减轻

了 3.6 ～ 4.9 千克。

　　茄子。茄子的紫色外皮中含有丰富的维生素 E 和维生素 P，这是其他蔬菜无法比拟的。其中的维生素 P 具有增加毛细血管的弹性、改善微循环的作用，对高血压、动脉硬化及坏血病，都具有一定的预防作用。而茄子纤维中的皂苷，具有降低胆固醇的功效。所以，茄子对于高血压患者来说是食疗佳品。但是茄子是特别吸油、容易味重的蔬菜，一不小心我们就会吃进去太多油和盐。所以这里我向大家推荐一种吃法——蒸茄子。把茄子蒸到烂熟以后，撕成条状，加上佐料汁凉拌食用，会更健康。

　　菠菜。它也是降压饮食中不可或缺的蔬菜。菠菜富含多种矿物质，其中钾对调节血压起到至关重要的作用。高钠低钾是高血压的重要发病原因，因此膳食补钾有益降压。菠菜中还含有大量胡萝卜素、维生素 C 和抗氧化剂等物质，可以减缓自由基对血管造成的伤害。在增强人体血管弹性和促进血液循环的同时，有效预防心脏病。假如高血压患者伴有便秘、头痛、目眩、面赤症状，可以把新鲜菠菜放在沸水中烫约 3 分钟，以麻油拌食，有很好的食疗作用。

辅助降压，这些蔬菜功效大

　　大蒜。大蒜含蛋白质、脂肪、维生素 A、B 族维生素、维生素 C 及多种微量元素，对健康是非常有益的。不仅如此，大蒜中富含的硫化物有助于保持人体内一种酶的稳定，进而避免出现高血压。多项研究发现，经常吃大蒜的人群与其他人群相比，平均血压水平更低。所以，每天吃 2 ～ 3 瓣大蒜是非常简单易行的降压妙招。假如大家实在不习惯吃生大蒜，也可以在日常烹饪中多加入一些大蒜做调料。

西葫芦。西葫芦味道清淡，含有多种维生素和矿物质，尤其是钾，含量丰富，因而有辅助降压作用。

西红柿。西红柿是很多人喜欢的蔬菜，它含有丰富的维生素、矿物质、碳水化合物、有机酸及少量的蛋白质，有促进消化、利尿、抑制多种细菌的作用。其中的维生素 D 可以保护血管，缓解高血压。可以每天早晨空腹吃一两个西红柿，对高血压会有好处。

白萝卜。中医认为，白萝卜味辛、甘，性凉，可以消积滞、化痰热、散瘀血、解酒毒、降血脂、软化血管，常吃能预防高血压、冠心病和动脉硬化。主要吃法是白萝卜猪骨汤、白萝卜海带瘦猪肉汤，这些汤品清淡味美，是治疗高血压的佳品。

黑木耳。黑木耳是一种营养丰富的著名食用菌。传统中医认为，它有益气、充饥、轻身强志、止血止痛、补血活血等功效。现代医学认为，它富含多糖胶体，有良好的清滑作用，具有一定的抗癌和治疗心血管疾病的功能。

荸荠。荸荠含有淀粉、蛋白质、脂肪、钙、磷、铁、维生素等多种营养物质。它不仅清脆可口，是生吃熟炒皆宜的美味，而且也是治疗高血压的优质蔬菜。进行食疗时，我们也可以取荸荠、海蜇头（洗去盐分）各 60 ～ 120 克，水煎服，每天 2 次，可以帮助治疗高血压。

黄瓜。传统中医认为，黄瓜性凉，味甘，甘甜爽脆，具有除热止渴的作用。而营养学研究表明，黄瓜含糖仅 1.6%，是糖尿病患者常用的代食品，其中还有维生素 C、胡萝卜素、纤维素和矿物质等多种营养物质。而且黄瓜中所含的丙醇二酸，能抑制人体内糖类物质转变为脂肪。所以肥胖型糖尿病患者合并有高血压者，可以多吃黄瓜。

除了这些降压明星蔬菜之外，还有很多蔬菜在治疗高血压时也可以选用，比如芥菜、洋葱、南瓜、苦瓜、土豆等，它们或多或少都有降血压的功效。

降压水果放心吃，美味又祛病

和蔬菜一样，水果里面也有很多降压明星。相信很多人都比较喜欢吃水果，我们就可以结合自身病情，日常生活中有意识地选择下面这些水果，它们有辅助降血压的功效。现在，就让我们来一一了解：

苹果。西方有一句俗谚，"一天一个苹果，疾病不来找我"，苹果是一种营养价值和保健价值很高的水果。大家应该已经知道了，过量的钠是引起高血压和中风的一个重要因素。而苹果中富含钾离子，可与体内过剩的钠结合并排出体外，从而降低血压。同时，钾离子能有效保护血管，并降低高血压、中风的发生率。另外，苹果皮具有很好的收敛作用，将苹果皮晒干研末，空腹调服，对慢性腹泻、高血压等病症有一定的疗效。不管哪种类型的高血压患者，我都会经常建议他们每天至少吃一两个苹果。

香蕉。香蕉中含有非常丰富的钾，而钾可以平衡由钠摄入过多而引起的高血压。多吃香蕉还可预防高血压和心脑血管疾病，临床研究显示，每天吃两根香蕉，可让血压降低10%。除此之外，香蕉也可以调节紧张情绪，这也有助于防止血压升高。

山楂。大家都知道山楂可以促进消化，除此之外，山楂还能有效防治心血管疾病，具有扩张血管、强心、增加冠状动脉血流量、改善心脏活力、兴奋中枢神经系统、降低胆固醇等作用。大家可以选用鲜山楂、苹果各30克，鲜芹菜根3个，三者洗净切碎，调和后放入碗中，加冰糖少许，水适量，隔水清蒸，汤渣同服。需要提醒大家的是，孕妇在食用山楂前最好咨询医生自己是否可以食用。

西瓜。西瓜几乎不含脂肪，而且西瓜几乎包括了人体所需的各种营养成分。我看过美国佛罗里达州立大学的科学家在《美国高血压杂志》发表的文章，里面指出，吃西瓜可明显降低肥胖及超重者在静息状态及低温环境下的血压。他们选择的肥胖及超重人士，在服用西瓜萃取物后，动脉及心脏血压都降低了。不过，西瓜是性质寒凉的食物，所以脾胃虚寒的高血压患者还是要少吃一些。大家如果觉得直接吃西瓜感觉有点凉，可以尝试做成西瓜粥和西瓜汤。比如，西瓜绿豆粥就是很不错的降压食物。除了西瓜瓤，西瓜皮做成的凉拌菜，也是有降压效果的。

猕猴桃。猕猴桃被誉为"水果之王"，它含有丰富的精氨酸，能有效地改善血液循环，防止血栓的形成，能降低冠心病、高血压、心肌梗死、动脉硬化等心血管疾病的发病率。不过需要注意的是，猕猴桃性寒，多吃容易引起腹泻。脾胃虚寒者更应慎食。除了以上禁食忌食的人群之外，其他高血压患者可以考虑每天吃 1 个猕猴桃。

火龙果。可能是因为外形长得比较讨人喜欢，所以火龙果被人们称为"吉祥果"。事实上，它也的确是一种吉祥果，因为火龙果含有丰富的花青素，花青素能够增强血管弹性，保护动脉血管内壁，降低血压，同时还能增加皮肤的光滑度。所以，女性高血压患者可以多吃一些火龙果，既降血压，还有润肤功效。

橘子。橘子里面含有大量维生素 C、枸橼酸及葡萄糖等 10 余种营养素，多吃橘子可以提高肝脏的解毒能力，加速胆固醇转化，有助于血管扩张、平稳血压，防止动脉硬化。饭后吃 1 个橘子，可消除高血压引起的消化功能紊乱。不过需要提醒大家的是，尽量不要空腹吃橘子。

葡萄。葡萄汁被科学家誉为"植物奶"，它的营养价值也是相当高的。而且，常吃葡萄也可以收到降血压的效果。葡萄中的黄酮类化合物，能让心脏功能更强，有降低血压的作用。不过葡萄虽然好，孕妇还是要少吃，因为吃太多可能会影响钙的吸收。

菠萝。菠萝也是一种很美味且营养丰富的水果，它所含的糖、酶有利尿作用，多吃对肾炎、高血压患者有益。从菠萝汁中提取的蛋白水解酶，临床上用于抗水肿、抗炎、抗风湿。常吃菠萝能加强体内纤维素的水解，可改善血液循环，消除水肿、炎症，对高血压性水肿、血栓症有一定的缓解作用。

柿子。柿子除了含有大量的糖类、维生素 C 外，还含有胡萝卜素、B族维生素、维生素 P 和多种矿物质。柿子中所含的维生素较一般水果高，对于心脏病、心肌梗死、中风都大有益处。其中更是有一种酚类化合物，可以预防动脉硬化，降低心血管疾病发生率，具有降压、保护心血管的作用。

除了以上列举的水果之外，草莓、木瓜、柠檬、芒果、梨等，都是对高血压有好处的水果，大家在日常生活中不妨多吃一些。

但正所谓过犹不及，"多吃"也要适度，尤其是一些有慢性肾功能障碍的人，在吃高钾的蔬菜水果时注意不能过量，否则会加重肾脏负担，对肾产生伤害。

选对食用油，降压好帮手

———— * ————

用什么烹调方式比选什么油重要

如果大家还记得不饱和脂肪酸那一部分的内容，可能会非常干脆地回答："我们应该多选择富含不饱和脂肪酸的植物油，这样才更健康。"

理论上的确是这样的，越稀的油脂对高血压患者越有好处，猪油比牛羊油好，鸡鸭油比猪油好，植物油更好。而鱼油则直接可入药，且疗效不凡。所以每天在家做饭时，我们可以选用植物油，各种动物油脂应该尽量不用。

虽然不饱和脂肪酸较有益于健康，但大家也别忘了，愈不饱和的油脂，稳定性越差。这意味着什么呢？这意味着不饱和脂肪酸有许多不稳定的碳离子，在高温下很容易形成自由基，从而导致人体衰老，甚至引发癌症、心血管疾病等。相比之下，饱和脂肪酸的碳离子都牢牢结合在一起，高温烹调时不容易产生自由基，反而更安全。但是我们都知道，饱和脂肪酸有促使胆固醇升高的缺点，对高血压患者是不安全的。

那么，现在我们该怎么办呢？这就要在烹调方式上动脑筋了。我们在不同情况下应当用不同种类的油。显然，凉拌菜用含不饱和脂肪酸的油比较好，煎炸食物时温度高达 175 ～ 200℃，所以用含饱和脂肪酸的油比较安全。不过据我了解，现在绝大多数家庭都已经不会再用动物油煎炸食物了，所以我要特别提醒大家，用植物油烹调时，一定记住油不能烧得太热。虽然爆炒和煎炸出来的食物口感会更好，但假如你是高血压患者，还是适当委屈一下嘴巴吧。

不同品种的植物油最好换着吃

另外，植物油也分很多种类的，从常见的大豆油、花生油、玉米油到昂贵的橄榄油，我们应该选择哪些植物油呢？

门诊中我经常会遇到这个问题，很多高血压、冠心病患者会问我："大夫，我们日常做饭时用哪一种食用油最好？现在市面上花生油、菜籽油、大豆油、橄榄油甚至精制猪油、奶油什么都有，五花八门的，我们该怎样选择？"

面对这种问题，我通常会回答说："没有哪种油最好，你们可以不同品种换着吃。"很多患者都有这样的心理："既然这种油好，那我就一直吃它，数十年如一日，再也不更换。"这种想法其实是不够科学的。每种油的存在都有它的道理，当然，地沟油除外。这些油的营养各有千秋，所以为了营养均衡，我并不建议大家只吃一种油。

最具降压美誉的三大植物油

只不过，市面上我们能见到的食用油品种已达几十种。除了常见的菜籽油、葵花子油、大豆油、玉米油、花生油以外，还有橄榄油、野山茶油、大蒜油、紫苏油、葡萄籽油、红花籽油等特种油。当然，我也不是让大家把所有这些油轮流尝试一遍，在这儿我给大家重点推荐几种适合高血压患者食用的油类：

橄榄油。橄榄油是目前世界上普遍认可的对健康很有益的食用油，几乎可以说是最完美的食用油。它含有大量的不饱和脂肪酸，能使胆固醇氧化，从而降低血浆胆固醇，还可延长血小板的凝聚，抑制血栓形成，防止中风，还含有较多的亚油酸，对增加毛细血管的弹性、防止血管破裂、防止高血压并发症有一定的作用。血脂较高的人，在食用橄榄油后，患高血压的危险性较用其他类型的烹饪油要小。而且，橄榄油变质的过程较其他油类要缓慢。只是，橄榄油的价格非常昂贵，对普通家庭来说是一笔不小的开支。

玉米胚芽油。它很容易被人体吸收，吸收率高达97%。而且它本身不含有胆固醇，富含亚油酸和植物甾醇，其中所含的亚油酸具有抗癌、降低胆固醇、降血压、软化血管、预防和改善动脉粥样硬化等作用。而植物甾醇通过抑制肠道对胆固醇的吸收，可显著降低胆固醇。正因为这样，它拥有了治疗高血压等心脑血管疾病的功效，也是一种比较健康的食用油，非常适合中老年人食用。

野山茶油。野山茶油中单不饱和脂肪酸的含量最高可达85%，对于高血压、糖尿病引发的心脑血管慢性病有很好的食疗功效，而且不会有副作用。

以上我只是列举了几种对高血压患者来说较为适宜的食用油，当然其他油类也是可以食用的，这些油类都各有利弊。

比如，我们常吃的大豆油含有85%的不饱和脂肪酸，易被人体吸收，也可以降低血液中的胆固醇，有预防动脉硬化的功能；花生油很香，含有丰富的维生素、落花生酸、油酸和卵磷脂，有延缓人体细胞衰老的功能。

但这些油类有一个共同的缺点，那就是含有一些不必要的"杂质"。这些"杂质"的表现是，用大豆油、花生油、菜籽油烹调时会发现有少量的油烟，花生油中的花生烯酸还可能引发变态生理反应。假如你不在意这些缺点，那么选择它们作为食用油也是没问题的。

记住三点，高血压患者不怕"油"

第一，由于植物油中含有的不饱和脂肪酸容易和空气接触后氧化，因此我建议购买食用油时最好选择小瓶装的，短期内用完。当然，大瓶装的一般比较经济实惠，我们可以买回大瓶装以后，自己回家分装到小油壶里，并尽量减少食用油和空气的频繁接触，这样才能更好地保证里面的营养成分不被氧化。

第二，喜欢做油炸食品的人要注意了，你可能会觉得炸完东西之后的油直接倒掉太可惜了，所以会把它留下来下次再用。我并不反对大家这样做，但假如你用这油反复炸东西，连续用上好几次甚至十几次，那么到后来，你简直是在慢性自杀，尤其是你有高血压的话。因为，反复使用的烹饪油容易引起高血压的发生及恶化。所以我建议大家，用过的油，重复使用次数不要超过三次，即便是最不容易变质的橄榄油也一样。

第三，不管动物油也好，植物油也好，油毕竟是油，任何油吃多了，对高血压患者都是没有好处的。所以，即便是最健康最优质对高血压最有益的油，大家也要坚持"少油"的原则。

记住以上三点，在日常生活中正确用油，为自己的心血管系统"减压"，对预防并缓解高血压大有裨益。

醋不仅是调料，也是降压利器

——— * ———

吃醋方法一：用醋当调料

关于吃醋的好处，相信很多高血压患者都不陌生。我就经常会建议患者多吃点醋，一方面是因为醋能让矿物质更容易溶解，钙的摄取量将成倍增加；另一方面还因为，在很多料理当中，如果使用一点醋，就可以减少食盐摄取量。高血压也好，高血糖也好，对于那些还不至于每天靠服药维持健康的轻度患者来说，醋绝对是餐桌上必不可少的调味佳品。所以，不管你喜不喜欢吃醋，假如你有高血压，我都建议你不妨多吃点醋。

吃醋方法二：用醋泡制偏方

除了在平时做饭的时候，多把醋当调料之外，大家应该也听说过，用醋泡制出的很多偏方在降血压领域都非常有名。下面我们就来一起了解：

首先是醋蛋。它的制作方法是：在一个坛子里放一些9度米醋，然后把鸡蛋放进去。等上大概两周，鸡蛋壳全都溶在醋中之后，就可以把鸡蛋捞出来了。捞出来的鸡蛋可以做菜，我们要喝的是坛子里的醋。这些醋由于溶解了蛋壳，含有丰富的钙质，所以每天喝上 20 ～ 50 毫升，就能起到很好的降压补钙效果。除了这种做法之外，醋蛋还有另一种制法。我们可以把一枚鲜鸡蛋浸泡于 100 毫升 9 度米醋中，泡上 36 ～ 48 小时，鸡蛋壳开始软化后，戳破蛋膜，把流出的液体搅匀。这是 1 周的用量，每天清晨空腹将 2 匙醋蛋液和 2 匙蜂蜜用温开水搅匀服下就可以。

有患者曾经问过我："大夫，高血压不是应该少吃鸡蛋吗？"这个问题其实我们之前也提过，高血压之所以要少吃鸡蛋，是因为蛋黄的胆固醇含量比较高。但是蛋白质是人体必需的基本物质，不是说鸡蛋就不能吃，我们还是可以适当选择一些动物蛋白食用的，包括鸡蛋。所以，对于这道醋蛋的食疗方法，大家不必有所顾虑。

除了醋蛋之外，醋泡花生米降血压的功效也是名声在外的。中医是把它作为一道食疗方记入书籍的。它的制作方法是：把生花生米浸泡在醋中 7 天以上，然后每天吃 10 ～ 15 颗，连吃一星期以上。坚持食用，有降压、止血及降低胆固醇的作用。需要提醒大家的是，一定是生花生米，而且尽量保留外面的红衣。

除了它们，糖醋蒜也是一个有名的降压食疗方。它的制作方法也很简单：把大蒜瓣若干浸泡在糖、醋混合制成的液体中 1 个月以上，然后每天吃 6 瓣蒜，同时饮用糖醋汁 20 毫升，连服 1 个月，是一个疗程。

还有醋泡黑豆，除了对视力模糊、头发变白有一定的疗效之外，还可以轻松降血压。它的制作方法是：把黑豆洗干净，装在罐子里，倒入米醋，要浸没黑豆。如果黑豆把醋吸干了，可以再加点醋。时间长了，醋上面会长膜，可以把膜撇出来扔掉。如果醋变浑浊了，就重新换醋。把它们放置在阴凉处或冰箱冷藏保存 10 天后，就可以食用了。吃的时候，每次吃 5 粒黑豆，1 天 3 次，在饭后嚼碎咽下。如果能把泡过豆的醋喝掉，效果会更好。有人担心黑豆腥味大，难以下咽。其实醋泡过 10 天之后，黑豆的豆腥味早就没了，大家可以放心尝试。

吃醋方法三：直接喝醋

当然，除了把醋作为调料、用醋泡制食疗偏方之外，我们还可以直接喝醋，每天大约 15 毫升，坚持两个月，血压就会有明显的降低。只是需要注意，醋再好，也不能多吃，否则对肠胃的刺激太大。所以下面这些小常识还是要提醒大家注意的：

第一，假如大家直接喝醋的话，每天最好不要超过 20 毫升；

第二，醋尽量不要空腹喝，或者不经开水稀释直接喝，否则可能会伤害胃黏膜。当然如果是饭前喝，喝完之后马上吃饭就没太大关系；

第三，如果你基本吃素不怎么吃肉，那么不适合喝太多醋。如果你既有高血压，同时又患有胃溃疡、胃酸过多，或者有糖尿病，也不可以喝太多醋。而且，老年人也不适合吃太多醋，否则骨骼容易过分钙化发生骨折。

以上三种吃醋方法，高血压患者可根据自己的喜好和身体情况进行选择。

进餐时来点红酒，让心血管发病率降下去

—— * ——

关于酒对人有益还是有害这个话题，我不打算过多讨论，我只想给大家介绍一个现象，叫作"法国人的神奇现象"。

这个词是专门为了解释"为何与美国人相比，法国人心脏疾患发病率较低"而创造的。人们认为，是适量红酒对心脏和循环系统所起的作用而导致的。所以，基本上现在没人否认，适量的红酒对于心脑血管是有益处的。

红酒之所以有这种功效，主要归功于酚类化合物。葡萄皮、葡萄籽和葡萄的根茎中含有高浓度的酚类化合物。酚类化合物被认为是一种抗氧化物，对健康有两方面的作用。首先，它能有效抑制低密度脂蛋白，从而避免血管堵塞而引发的疾病。第二，它能稀释血液，防止血小板凝结。有了这两种神奇的能力，红酒自然会对血管类疾病有良好的治疗效果了。

那么我们应该在什么时候喝红酒呢？答案是：进餐时。这个问题，法国人也可以向我们证明。

大家都知道，英国的酒吧文化特别发达，他们有事没事都爱喝两杯。可是，虽然法国人吃的食物脂肪含量都很高，但比起英国人来说，他们患心脏病的概率要小些。因为，法国人总是在吃饭时喝酒，红酒消耗量比英

国人多，因此心脏病发病率比英国人低。进餐时饮红酒，是法国人的惯常餐饮方式，这和英国人的狂喝滥饮有很大区别，因此结果也不相同。所以，红酒我们不仅要喝，还要选对时候喝。

知道了什么时候喝，下一个问题就是喝多少了。这个问题一直是有争议的。比较流行的说法是：女性每周14个单位，男性每周21个单位。一个单位相当于一杯125毫升酒精浓度为9%的酒。也就是说，假如你是女性，每天只能喝不超过250毫升的量，男性则每天不超过375毫升。而且大家别忘了，是酒精浓度为9%的酒。如果酒精浓度较高，酒的总量就要相应减少。

常吃洋快餐，为小孩埋下肥胖、三高隐患

———— * ————

改革开放以来，洋快餐店在中国如同雨后春笋一般越开越多，我国的肥胖人数也越来越多。当然，不能说越来越多的肥胖人群都是因为洋快餐吃多了而导致超重的，因为喜欢洋快餐的大都是少年儿童和年轻人。像我这个年龄的或者更加年长一点的，很少有人会迷恋洋快餐。但毫无疑问，在青少年高血压患者中，相当大一部分人都是因为偏爱吃洋快餐导致的。

2011 年，北京市的一项调查表明，小胖墩人数已由 1990 年的 3% 上升到 2010 年的 13.8%。而吃洋快餐，是造成小胖墩增多的一个重要因素。据西城区一小学调查发现，全校一半以上学生平均每月吃一次洋快餐，其中营养不良和肥胖的学生平均半个月吃一次。据我了解，事实比这个更严重。大家可以去快餐店看一下，里面长长的队伍和为数众多的孩子，都在无声地告诉我们，为什么小胖墩越来越多、儿童高血压患者越来越多。

洋快餐是一种被国际营养学界称为"能量炸弹""垃圾食品"的食物，它的脂肪热比远远超出正常标准。大家常吃的汉堡包、热狗、炸鸡、薯条等，本身的胆固醇含量非常高。

除了汉堡包、炸薯条等主食和小吃之外，大家也别忘了饮料，比如可乐。它含有大量糖分，长期饮用后会因糖分的过多摄入而造成肥胖。

可是，为什么还有那么多家长愿意给孩子吃洋快餐呢？我问过一些家长，他们的回答是："孩子爱吃啊。能吃就是福，看着孩子吃得特别香，我怎么能不让他吃呢？再说，孩子现在正长身体呢，给他多吃点肉也没什么不好吧？"

相信很多家长都是这么想的。他们不知道，这些高热量、高脂肪、高蛋白、低矿物质、低维生素、低膳食纤维的食物，不仅会影响孩子正餐的口味和食欲，还能引发肥胖和高血压的产生。而另外一些父母，虽然知道洋快餐是垃圾食品，可是由于溺爱孩子，往往禁不住孩子的央求，明知对身体健康有危害，也依然会把它们奖励给孩子吃。

就这样，在家长的纵容和孩子的沉迷之下，中国喜欢吃洋快餐的儿童越来越多，由此带来了一系列的健康问题。在我接诊的儿童高血压患者中，也有些比较消瘦的，但大部分都是小胖墩。

这不，前几天我还接待了一个小患者，他才13岁，个头并不高，1.51米，却有135斤。妈妈介绍说："儿子在体检时发现肝功能异常，而且血压高。"去医院进一步检查，发现这个孩子的皮下脂肪厚度严重超标，而且确诊是高血压。当我追问孩子的生活习惯时，妈妈说，儿子好像也没有什么特别的不良习惯，只是特别爱吃炸鸡块，不喜欢吃蔬菜。单单这两个坏习惯，如果一直不注意，已经足以导致他出现肝功能异常和肥胖了。

大家别以为小孩子胖一点是好事，体形略微偏胖的确很可爱，但如果达到肥胖的程度就应该引起警惕了，因为过多的脂肪会成为皮下脂肪，或者成为血管内和血管壁上的胆固醇，为心血管病发作埋下隐患。另外，由于过多摄入这类高热量、高蛋白和高脂肪食物，又会加重消化器官和肾脏的负担，使身体容易处于缺水状态，引起多种疾病。小孩子如果经常吃这些食物，即便童年时期安然度过，也会为以后患上心血管疾病埋下隐患。

一般来说，大约有 1/3 的肥胖儿童和 2/3 的肥胖青少年最终将发展成为肥胖的成年人，43% 的儿童高血压病人最终会发展成为成人高血压病人，未来的 10 ～ 20 年，他们都是心脑血管疾病的高危人群。

所以，假如你是一个对自己健康负责任的人，或者假如你是一个真正爱孩子的家长，各种汉堡包、炸鸡块、炸薯条、可乐都要少吃，也不要让孩子多吃。尤其是高血压患者和体形原本已经偏胖、有高血压家族史的儿童，更应该尽量少吃洋快餐，特别是不要把它们作为晚餐。否则，满足了一时的口舌之欲，却留下了无穷的后患。

好吃易做的八款经典降压粥

—— * ——

一般来说，医生都会建议高血压患者清淡饮食，而粥就是一个非常好的选择。对于高血压患者来说，要喝的粥不仅仅限于大米粥、小米粥、八宝粥等日常粥品，还可以通过一些食疗粥来帮忙降血压。现在我就给大家介绍几种可以经常食用的降压粥：

芹菜粥。芹菜是蔬菜中的降压明星，它含有酸性的降压成分，有平肝降压的功效，对于原发性、妊娠性及更年期高血压，都有非常好的疗效。我们可以把芹菜洗净切碎后，与粳米一起放入锅中，加入适量清水，用武火煮沸后，再用文火熬成粥，然后加入调味料就可以食用了。

荷叶粥。清香的荷叶有健脾升阳、消暑利湿的功效，对暑热烦渴、头痛眩晕有明显疗效，所以荷叶粥对高血压患者也是很有益处的。它的做法很简单，我们可以先把荷叶洗净熬成汤，然后把汤和粳米一起煮成粥，再放入白糖或冰糖就可以了。大家可以早上晚上各服用一次，趁温热的时候喝掉。

大蒜粥。大蒜也是很好的降压食物。大家可以准备大蒜30克，粳米100克。把大蒜放在开水中煮1分钟左右捞出来，然后把粳米放在煮蒜水中煮成稀粥，重新放入大蒜再煮一会儿，就可以食用了。这种大蒜粥，春天服用的效果最好。

胡萝卜粥。胡萝卜有健脾和胃、清热解毒、补肝明目、降压利尿的功效。高血压患者喝点胡萝卜粥，对稳定血压也很有帮助。我们可以把新鲜胡萝卜洗净切碎后，和粳米一起放入锅内，加入适量的清水，用武火煮沸后，再用文火熬成粥，然后加入调味料就可以了。

茄子粥。茄子也有很好的降压功效，用它煮成的粥有清热活血、利尿降压的功效，适合高血压、冠心病、动脉硬化症患者食用。我们要先把茄子洗净，切成丝，用沸水焯一下，沥干水备用。然后在炒锅中加入植物油，烧至七成热时，加入葱花、姜末，稍炒出香，再加入肉末、黄酒，炒至肉快要熟的时候，加入茄丝翻炒片刻，就可以起锅了；然后，再将洗净的粳米放入砂锅中，加入适量的水，熬成粥，粥快煮好时，放入炒好的茄丝、肉末，加入盐、味精，再煮沸就可以了。

菊花粥。菊花可以养肝血、清肝热、降血压，所以高血压、动脉硬化等患者中的肝火旺盛者，可以多喝点菊花粥。大家可以在秋季霜降前，将菊花采摘去蒂，烘干或蒸后晒干，然后磨粉备用。如果没有条件，也可以从药店买杭白菊。煮粥的时候，先把粳米淘净放入锅内，加清水适量，用武火烧沸后，转用文火煮至半熟，再加菊花细末，然后继续用文火煮至米烂成粥就可以了。每天早晚各食用一次。

银耳粥。大家在日常生活中可能没少喝过银耳粥，但你们知道它也有降血压的功效吗？银耳可以滋阴生津、益气降压，适合各种类型的高血压患者食用。把银耳用冷水浸泡后洗净，撕开，放入碗中备用；然后将红枣洗净，去核，与洗干净的粳米一起放入砂锅中，加水熬至半熟时，加入银耳，再用文火熬成粥就可以了，也可以加入冰糖调味。

荠菜粥。荠菜的主要功效是清热解毒、养肝明目、利水消肿，高血压患者也可以多喝一点荠菜粥。做法很简单，只需要把荠菜洗净切碎，然后跟粳米一同煮粥就可以了。不过荠菜是一种时令蔬菜，所以建议大家还是在春天选择应季的荠菜煮食这道粥品。

除了上面给大家介绍的这八种粥之外，高血压患者还可以食用一些其他的降压粥，比如山楂粥、桃仁粥、葛根粉粥等。这些都是单一食材熬制的粥，为了让口感更丰富，大家还可以选择两种或两种以上的食材相搭配，让我们的餐桌上花样更丰富。比如绿豆海带粥、何首乌红枣粥、陈皮薏米粥、木耳薏米粥、荞麦扁豆粥、茯苓扁豆粥、海参玉米粥、桑葚枸杞粥、菠菜山药粥等，都是不错的食疗粥品。只是需要提醒大家一点，别忘了根据自己的个人体质进行选择。

美味汤品，舌尖上的降压汤

———— ＊ ————

除了粥之外，一些美味的汤也可以帮我们降血压。而且和味道比较淡的粥相比，大多数高血压患者可能更喜欢喝汤，因为汤里面可以有各种肉类，更能帮他们"解馋"。那么，高血压患者可以煲哪些汤来帮自己降血压呢？接下来我们就一起来看看。

降压清热海带汤。这道汤可是大有来头的，它是粤菜中的一道传统名菜。海带中维生素 A 的含量是同量西蓝花的 3 倍以上，钙的含量是菠菜的 4 倍，而且含碘量很高，还有不少其他特殊的营养和药用价值。这道汤有降血压、降火气、除烦躁、化痰清热的功效。把海带 50 克洗净切段，白萝卜 1 根去皮切块，海蜇皮 50 克洗净切丝，加盐调味。放水 4 碗煲汤，煲 2 小时，直到萝卜熟软，就可以享用了。

苦瓜排骨汤。一听说排骨汤可以帮忙降血压，很多患者都两眼放光。可是，不是所有排骨汤都适合高血压患者食用的，大家请注意，我说的是苦瓜排骨汤。而且，这里的苦瓜最好选择白苦瓜。大家可以把一根白苦瓜洗净剖开，去除内部的白膜和籽，切成块状，焯水去除苦涩味，捞起待用；然后，将排骨洗净切块，焯水捞起；接下来，将适量开水倒入大炖盅，再放入白苦瓜、排骨、姜片、豆豉和所有调味料，盖上盖子；把炖盅放入蒸锅，隔水大火蒸 30 分钟就可以食用了。

紫菜降压五味汤。这道汤之所以叫这个名字，是因为加上紫菜，它一共有五种原材料，分别是紫菜、芹菜、西红柿、荸荠、洋葱。在煲这道汤的时候，我们可以把 2 棵芹菜切段，1 个西红柿切片，10 个荸荠切块，半个洋葱切丝，至于紫菜，取拳头大小的一块就可以了。把它们放在一起煮成汤，加上调味料就可以食用了。不仅味道鲜美，色泽也很漂亮。

鲜草菇丝瓜鱼片汤。喜欢喝鱼汤的朋友可以试试这道汤。把大约 150 克重的丝瓜去皮洗净，切成筷子头大小的颗粒。100 克北豆腐洗净切粒，100 克鲜草菇洗净切开边。这些原材料先放在一旁备用。把姜 1 片、葱 1 段入锅，加入 2 杯水烧开，放下北豆腐煮 3 分钟捞起，然后放入草菇煮 5 分钟捞起后浸入冷水中，取起抹干。接下来，把跟丝瓜重量相仿、150 ~ 200 克重的草鱼肉洗净抹干，带皮切片，用麻油、胡椒粉、盐和油腌 5 分钟，一片片排在碟上。然后把锅烧热，下入 1 汤匙油，爆香姜，放水适量煲开，放入豆腐、草菇、丝瓜煮开片刻，熟后加盐调味，放下鱼片立即熄火，倒入汤碗内，放入香菜，这道美味可口的鱼片汤就做好了。

豆腐海带汤。豆腐和海带都是高血压患者适合多吃的常见食物，用它们煲汤，既方便又有效。把 100 克北豆腐切丁，50 克菠菜切段，20 克海带切丝。先在锅里放入开水，加北豆腐、海带、葱花，等到水开后放入菠菜。稍微煮一会儿，加盐、味精、胡椒粉、麻油，就可以享用了。

除了我给大家详细介绍的这几道汤之外，海带决明子汤、海带燕窝汤、海蜇钩藤汤、海蜇牛膝汤、双耳（黑木耳、银耳）汤等，也都非常适合高血压患者食用。

只是在这里我想提醒大家的是，高血压这种病，它本来也不是吃一两次药就可以彻底治愈的。所以不管是服药还是喝汤，大家都要有足够的耐心，要根据自身实际情况选择适合自己的食物，并且不断调整，这样才能收到预期的效果。而且，对于比较严重的高血压患者来说，尽管药食同源，食物毕竟不能取代药物，大家也不要把降压汤等同于降压药。

有一次，一位来自广东的患者听我说煲汤也可以降血压之后，显得特别高兴，问我说："大夫，我们家特别爱煲汤喝，那我每天都煲一些降压汤，是不是就不用吃药了？"我肯定不能说"是"，对于需要服用降压药的患者来说，任何药膳都不能代替正规的高血压治疗。但是对于本身症状较轻或者没有症状，而且属于一期高血压的患者来说，倒是可以选择用汤、粥这些食物来帮自己控制血压。

十款很老很实用的降压茶饮，日常饮用就能降压

—————— * ——————

在中国人的饮食中，茶占据着一个非常重要的地位。这种神奇的叶子，不仅仅是文人骚客附庸风雅的品味象征，也是寻常百姓家中的常见饮品。和咖啡、可乐等饮品相比，它是一种非常健康的饮料，对于高血压患者来说，绿茶、乌龙茶中的多酚，可以降低血液中胆固醇的含量，也可以提高高密度脂蛋白。所以，我建议大家结合自身实际情况，养成持续、经常喝茶的习惯。

除了绿茶、乌龙茶等常见的茶品之外，我们还可以自制一些简单的降压饮品。下面我向大家介绍一些我经常会向患者推荐的降压茶饮：

玉米须茶。中药里，玉米须又称"龙须"，性平，有止泻、止血、利尿和养胃之效。同时玉米须具有很好的降血脂、降血压和降血糖的作用。所以，玉米须茶可以作为全家的保健茶，而不仅仅是高血压患者。煮玉米须茶的时候，可以取出玉米上的玉米须，加少许冰糖一起煮即可。

牛蒡茶。牛蒡茶含有丰富的膳食纤维，可以减少脂肪在体内聚集，加快脂肪酸分解的速度，它不仅降低胆固醇、降血压、促进心脏健康，而且帮助通便、排泄，能快速消除体内堆积的有害代谢物，因此对排毒通便、降脂减肥十分有效。我们可以去药店购买牛蒡茶茶片，每次 10～15 片，用开水冲泡 2～3 分钟就可以饮用，可以反复冲泡多次。也可以配以冰糖、

红枣、洋参冲泡，效果会更好。有一些人一开始喝牛蒡茶会感觉上火，所以这期间注意不要吃辛辣的食物，不要熬夜。一般来说，坚持饮用一个月左右，就会有明显的效果。

莲子心茶。莲子心是莲子中间青绿色的胚芽，它的味道非常苦，但是却具有极好的降压去脂之效。可以用莲子心12克，开水冲泡后代茶饮用，每天早晚各饮一次，除了能降低血压外，还有清热、安神、强心之特效。不过，莲子心性寒，不建议体质偏寒的人过多饮用。

罗布麻茶。罗布麻茶含有鞣质，能保持或恢复毛细血管的正常抵抗力，增强血管的柔韧性和弹性，能降低血清胆固醇，防止脂肪在血管壁中沉积。每日取3～6克，以开水冲泡，代茶饮，每日2～3次。

决明子茶。决明子是一味中药，具有降血压、降血脂、清肝明目等功效。经常饮用决明子茶，可以防控高血压。用15～20克决明子泡水，代茶饮用，每天数次，可以缓解高血压引起的头痛目昏等症。不过，决明子性寒，脾胃虚寒、脾虚泄泻的高血压患者忌用。

山楂茶。中医认为，山楂味酸、甘，性微温，归脾、胃、肝经。现代医学认为，山楂有扩张冠状动脉、舒张血管、降血脂、降血压、强心的作用。所以，经常饮用山楂茶，对于治疗高血压具有明显的辅助疗效。可以用鲜嫩山楂果1～2个泡茶饮用，每天数次，不过孕妇不适宜饮用。

葛根茶。葛根具有改善脑部血液循环、清热、醒酒健胃、解酒护肝等功效，对降低血脂、血压、血糖，辅助治疗冠心病、心绞痛、神经性头痛等有明显效果。经常饮用葛根茶对治疗高血压具有明显的疗效，可以将葛根洗净切成薄片，每天取 30 克，先用凉开水泡 3 ～ 5 分钟，然后再用开水冲泡，之前的凉开水不要倒掉，再重新加入泡好的茶中饮用，这样可以更好地发挥其药效。

菊花茶。中医认为，菊花味甘、苦，性微寒，有散风清热、清肝明目等作用。现代医学认为，菊花具有降血压、消除癌细胞、扩张冠状动脉和抑菌的功效，长期饮用，能补钙、调节心肌功能、降低胆固醇，非常适合中老年人饮用。只是大家要注意，这里的菊花应该是甘菊，尤以苏杭一带所产的大白菊或小白菊最佳，每次用 3 克左右泡茶饮用，每日 3 次。也可以用菊花加金银花、甘草同煎，代茶饮用，对高血压、动脉硬化有显著疗效。

荷叶茶。荷叶茶主要具有分解脂肪、消除便秘、利尿三种作用。干荷叶在中药店或超市的花草茶柜台有售，价格低廉。需要注意的是，冲泡荷叶茶的时候可以先倒一半开水，泡上 5 秒钟，然后把水倒掉。然后再倒一满杯开水，然后加上盖子闷上 5 ～ 6 分钟，这样会让荷叶的味道更浓。也可以取鲜荷叶半张，洗净切碎，加适量的水，煮沸放凉后代茶饮用。至于饮用的时间，最好是在饭前空腹饮用。

玫瑰花茶。在这里我向广大女性推荐玫瑰花茶。芳香的玫瑰花可以安定情绪、缓解压力，从而达到降血压的效果。除了喝玫瑰花茶之外，我们还可以用玫瑰花来泡脚，达到放松身心的效果。

除此之外，槐花茶、桑寄生茶、杜仲茶、首乌茶都可以降血压。大家也可以把这些材料混合在一起泡茶饮用，比如制成菊花山楂茶、菊槐茶等饮用，都有相当不错的降压效果。

运动降血压
慢运动，帮大忙

　　很多高血压患者容易进入一种误区，就是担心运动会让心跳加速，血压升高，认为自己根本不应该运动。这种观念是不正确的，生命在于运动，高血压患者一样需要运动，适当的运动对降低血压、血糖、血脂，有效地控制体重，预防高血压合并症都有较好的作用，只要选择适合自己的运动方式和运动量，运动不仅是可以的，而且还应该是被大力推荐的。

高血压患者需要静养，也需要运动

—— * ——

假如你没有时间去运动，早晚要抽出时间去看医生。对于健康人来说是这样，对于高血压患者也一样。可是，相信你身边就有不少人，或者你自己就有这样一种错觉：运动会让血压升高，引起危险，所以应该多在家养着休息，不应该运动甚至活动。

这种观念当然是不正确的。那些长期卧床的病人身体往往很虚弱，并不仅仅因为他们本身的病情严重，而主要是因为，我们的身体需要劳逸结合，它需要静养，也需要适当的运动。高血压患者当然也一样，适当的运动对高血压的预防和控制都有一定的好处。

假如我们能够长期坚持科学、适量的体育运动，那么通过全身的肌肉运动，可以让肌肉的血管纤维逐渐增大增粗，冠状动脉的侧支血管增多，血流量增加，血管腔增大，血管壁弹性增强，而这些改变都有利于血压的下降。

与此同时，科学适量的运动，还能让身体产生某些化学物质，这些物质能促使血管扩张、血液循环加快，并有利于血液中胆固醇等物质的清除，使血管保持应有的弹性，因此可以有效延缓和治疗动脉硬化的发生和发展，防止高血压的加重。

对于年轻人来说，他们的高血压很多是由于长期精神过度紧张或情绪激动，导致支配心血管系统的中枢神经调节发生问题而产生的。对于这种情况，坚持运动，可以让情绪更加安定、心情更加舒畅，让工作和生活中的紧张、焦虑情绪得以缓解，使全身处于紧张状态的小动脉得以舒张，从而促使血压下降。这一点不难理解，大家应该都有感受，运动完之后虽然浑身大汗淋漓，感觉很累，但是抑郁的情绪也会随之烟消云散，心情变得很好。

如果你的体形比较肥胖，就更需要运动了。因为运动可以锻炼肌肉，让身体的脂肪更快燃烧，有利于减肥，对高血压当然也是有好处的。

总而言之，运动对于高血压患者来说非常必要。只要运动适度，就可以防止收缩压一时性过度升高，而且运动后恢复期的血压会低于运动前的水平，也就是出现运动后低血压反应，这对于预防和治疗高血压是大有好处的。所以我建议大家养成经常运动的习惯。

只是大家也一定要注意，高血压患者毕竟是比较特殊的人群，所以运动需要遵循一些原则，这样才能避免对身体产生伤害。

并非每个高血压患者都适合运动

——— * ———

虽然很多高血压患者是没有症状或者症状不明显的，但作为医生，我在诊所见到的高血压患者，往往是有症状的。由于他们经常会有头晕头痛、烦躁、失眠和疲乏的症状，所以，很多人都不愿意做运动。于是，我总是鼓励大家进行适度的体育锻炼，这对高血压的防治大有裨益。

运动疗法虽然好，但不是所有高血压患者都可以采用。它只适用于临界高血压、一期和二期高血压，以及部分病情稳定的三期高血压患者。那些高血压并发症患者，采用运动疗法，不仅不能降压，还会导致病情进一步恶化。一般来说，下面这些患者，我会建议他们最好不要运动：

血压大于 220/110mmHg 的重度高血压患者。

血压波动很大的不稳定三期高血压患者。

出现严重并发症（如严重心律失常、心动过速、脑血管痉挛、心力衰竭、不稳定型心绞痛、肾功能衰竭等）的重症高血压患者。

患有心室肥大或冠心病的患者。

曾经发生过脑中风的患者。

腰、腿、骨骼比较脆弱的患者。

出现抗高血压药不良反应而且未能控制者。

运动中血压过度增高（血压大于 220/110mmHg）者。

总的来说，轻微的、早期的高血压患者比较适宜进行体育锻炼；中晚期患者也可加强锻炼，但要严格掌握好运动量；有严重心律不齐、心动过速、心绞痛等症状的患者，就不适合进行体育锻炼了。如果特别想做些运动，一定要在专业医生的指导下进行。

大家一定要牢记一点：高血压患者的运动不同于正常人的身体锻炼，高血压患者的运动要达到一定的运动量才会有效，而一旦过量会有风险。所以，假如你属于上述我列举的人群，可是又想运动，那么为了达到既有效又安全的运动治疗，运动前应该做一个运动测试，让医生根据测试结果，结合你自己的其他病情（比如是否合并冠心病、糖尿病等），为你制定个性化的运动处方，而且在运动时，不仅需要观察心率，还要严密观察血压，以及自我感觉等。上述人群千万不要根据自己的喜好擅自选择运动项目，否则后果会很严重。

而且，即便是一期和二期高血压，如果血压波动厉害、心绞痛明显、有头晕现象，各方面情况不太稳定的，也应该停止运动锻炼，等到病情稳定后再开始运动。而上述我提到的患者类型，假如血压降至正常水平、心功能正常，就可以考虑适当运动了。也就是说，我们的病情是在不断变化的，大家要根据自己的实际情况进行调整。

高血压患者运动有风险，三大原则要牢记

—— * ——

选择放松性、节律慢的有氧运动

有氧运动可能在进行时导致血压轻微升高，但长期坚持后可通过作用于大脑皮质及皮质下的运动中枢，降低交感缩血管神经的兴奋性，使肌肉中的毛细血管扩张，还能通过改善情绪从而降低血压。

一般来说，有氧运动项目主要有步行、骑自行车、慢跑、登山等，其中以步行、骑自行车和慢跑最方便易行；放松性运动包括气功、太极拳等。大家可以根据自己的病情、年龄、体力、爱好等情况进行选择，尽可能避免竞争性项目。假如社区里有拔河等运动，我建议大家不要参加，因为不适合老年人，年轻的重度高血压患者也不适合。

我坚决不主张高血压患者进行大强度、大运动量的锻炼，比如仰卧起坐、举重、快跑等这类肢体负荷太重的运动。这些剧烈的运动，还不如不做。因为人体在进行剧烈运动时可导致交感神经兴奋，血压大幅度升高以及心率增快。而且，剧烈运动时大量出汗可以导致血液黏滞度增高，引起脑卒中和心绞痛发作，危及患者健康甚至生命，后果是相当严重的。不过大家也不用担心，只要选对运动，这种情况是不会出现的。此外，我们在运动

之前，一定要做好准备活动。运动之后，也要进行适量的放松运动。

根据运动时的心率、自我感觉，控制好运动量

大家可能注意到了，我在说高血压患者可以运动的时候，一直在强调"适度"，这可不是在玩文字游戏，而是非常必要的提醒。

我知道每一位高血压患者都希望尽早、尽快地把自己的血压降下来，但这会是一个比较漫长的过程，我们不能急于求成。一般来说，我会建议患者每周至少运动 3 次，每次至少 30 分钟，但每一次的运动强度一定要把握好。具体来说，我们要根据自己运动时的心率、血压和自我感觉等，控制好运动量。

其中，心率是反映运动量大小最实用的指标。运动时心率最好不要超过"170 − 年龄"。也就是说，假如你今年 50 岁，那么运动后心率最好不要超过 120 次 / 分钟（170-50=120）。可是，假如你本身体质比较差，即便只有三四十岁，心率最好也要小于 120 次 / 分钟，以免出现意外。

除了心率之外，还有一个更重要的指标，就是你自己当时的感觉。高血压患者在进行运动的时候，要跟着感觉走。也就是说，一切以自我感觉适应为准。

首先，假如你在每次运动前感觉精力充沛、对锻炼充满信心，说明以前的运动量适宜。相反在运动前四肢无力，对坚持锻炼缺乏信心或是厌烦，就表明以前的运动量过大或运动强度过大，应该减少运动量或调整运动项

目。这样才能让自己更加轻松地坚持下去，同时也避免出现危险。

运动的时候，如果自己感到周身发热，微微出汗，动作轻快，呼吸自然，身体各部位都没有不适的感觉，可以连贯说话、哼歌，就表明运动量适宜。如果运动的时候出现眩晕、恶心、疼痛、心悸、呼吸困难等情况，就说明运动量过大，这时候我们要马上停下来休息，并且注意适当调整运动方法。

如果运动以后有点喘，有微汗，仍然能够讲话而不累，没有感觉头晕、心慌气短、非常疲劳，就表示这次运动的强度适当。可是，如果运动后感觉心慌、气喘、头晕、疲惫不堪，就表示运动有点过量了。如果运动结束后一个小时了，心跳频率还是高于平时，那就表示运动强度过大。如果运动后晚上难以入睡，或第二天过于疲乏醒不来，也提示运动强度可能过大了。

从长期效果来看，假如在每一次运动之后我们都能感到轻松舒适、精神愉快、心情舒畅，并且睡眠正常、食欲良好，能胜任正常工作和生活，不感觉疲劳，说明这样的运动和运动量都是合适的。假如我们运动后疲劳、睡眠不佳、食欲减退、四肢乏力等，说明运动量过大或者运动不适宜，此时就一定要及时调整运动项目或者运动量了。

我从来不提倡高血压患者进行高强度运动，而是鼓励大家结合心率和自我感觉来找到适合自己的运动强度和运动方式。虽然运动应该持之以恒，但生病或不舒服的时候，应该停止运动。虽然应该遵守运动程序，但运动过程中如果出现任何不适，也应该马上停止运动。

另外，需要提醒大家的是，虽然老人特别容易运动量过大，不过由于老人自己清楚身子骨经不起折腾，所以他们往往比较注意，因此临床上出问题的反倒以中青年人居多。

原因很简单，他们工作压力大、时间紧张，常常没时间锻炼。偶尔有一点放松时间，想起自己得运动运动，于是跑到健身房狂练一番，或是一口气爬到山顶。他们以为这样对身体有好处。殊不知，这样做的危害更大。由于他们长时间不运动，一旦做剧烈运动并且过量，会让血压突然迅速升高，血液黏稠度也随之更高，这样会导致冠状动脉狭窄，局部血流缓慢，缺氧加重，极易发生急性心肌梗死。

临床上，我也没少接诊因为运动出现不适的高血压患者，当然他们一般是中老年人。很多人来医院的时候还穿着运动装，他们往往面色苍白、头痛、头晕、不停呕吐，这就是运动不当的后果。这不，前几天就有一位五十多岁的患者，他平时身子骨一向不错，忌讳用药，所以想通过饮食控制、运动等方式降低血压，于是每天进行大量的运动。那天，他正在跑步机上快跑时发生意外，结果就给送医院了，一量血压，收缩压 190mmHg。而他本身的高血压比较轻，之前从来没出现过这么高的数值。

循序渐进、持之以恒

由于我们跟高血压的斗争是一场持久战，所以大家不要奢望运动上一两个月，高血压就痊愈了，那是几乎不可能的。所以，跟饮食调理一样，在运动方面大家也要做好长期坚持的心理准备。运动贵在坚持，假如我们停止运动2周以上，那么之前运动带给我们的降压效果就会消失不见了。

不过，我也知道很多人没有运动锻炼的习惯，所以我会建议患者量力而行、循序渐进。简单来说，就是一开始的运动量要小，运动的时间不宜过长，然后循序渐进，根据病情和体力逐渐增加运动量和运动时间。但不管是怎样的运动，它都绝非一朝一夕就能奏效的，只有持之以恒，才能收到理想的效果，这一点大家一定不要心急。

除了这三个基本原则之外，高血压患者在运动的时候，还有一些其他注意事项，比如：根据自己的情况来确定体育项目，把运动量大的项目与运动量小的项目穿插起来进行；场地、线路也要挑选好，尽量选择空旷、空气新鲜的地方；注意环境气候变化，保暖防寒，衣服、鞋子要选择好；运动时不可空腹或过饱；运动时适当交谈即可，不可过度兴奋；完善自我管理，经常自测血压，保持血压在正常值范围，等等。

此外，在运动时间上，由于我们的血压在清晨的时候比较高，所以为了避免加重病情，清晨不适宜进行有一定强度的体育活动。虽然这跟很多老人运动锻炼的习惯时间不一致，但是从科学健身的角度，尤其是心血管病人的康复体育运动效果来看，上午9～11点，或下午4～6点之间运动效果较好。所以，喜欢晨练的高血压老人可以考虑一下更改自己的运动时间。

只要坚持锻炼，选用的方法适当，在细节上多加控制，我相信每一个耐心的高血压患者，都能在运动中收到满意的降压效果。

深深深呼吸，不让血压失控

———— * ————

深呼吸才是正确的呼吸方法

大家应该有所体会，在日常生活中，当我们感到紧张或者特别期待的时候，都会屏住呼吸。屏住呼吸这种做法是身体一种下意识的举动，它可以将更多血液输送至大脑，起到醒神、兴奋的作用，这在老板大声吼叫时、结果揭晓欢呼时，也许是件好事情，但是它却打乱了血液中的化学平衡。更多的酸性血液，使得肾脏在处理盐分时效率低下，从而延迟盐分排泄，这个程度足可以使血压升高。所以，高血压患者千万别小瞧屏住呼吸那一会儿短暂的时间。

也许我们屏住呼吸的时候不多，但浅呼吸倒是天天都在进行的。当我们长时间处于压力之下时，会倾向于浅呼吸。我相信当下大多数工作繁忙的年轻人，都是在浅呼吸的。

有网友曾经问我："浅呼吸又怎么样呢？反正不都是呼吸吗？呼吸就是要为身体提供足够的氧气，只要做到这一点不就够了？"

正所谓"吐故纳新"，呼吸既包括肺部换气，又包括气体在血液中的运输和交换。浅呼吸这种浅、短、快的呼吸方式，每次换气量非常小，在正常呼吸频率下通气不足，会使体内的二氧化碳累积，导致脑部缺氧，容易出现头晕、乏力的症状。因此，头疼头晕这些办公室一族的职业病，也与呼吸方式不无关系。所以，虽然你每分每秒都在呼吸，却未必懂得应该怎样去正确呼吸。

正确的呼吸方式，最关键有两点，一是"缓慢吸"，也就是说吸气的时候，要均匀缓慢，尽量深吸，让气体能充满肺泡；二是要"用力吐"，在呼出气体的时候，要吐得干净，这样才能将体内的废弃物全部排出体外，从而保证我们与外界环境交换的气体多一些。所以，整个呼吸过程应该是：吸—停（屏气 5～10 秒钟）—呼。

这种每分钟少于 10 次的缓慢深呼吸，每一次呼吸时，都在帮我们暂时放松和扩张血管，对高血压有很好的疗效。因此，假如你的血压水平只处于临界值，但是是存在工作压力大、运动量少、有高血压家族史等危险诱因的人，尤其是年龄大于 45 岁、有吸烟史的男性，或年龄大于 55 岁的女性，或已经确诊的高血压病人，在药物治疗的基础上，我都建议大家坚持深呼吸，这会帮我们有效减轻压力，做到心境平和，让血压得到更好的控制。

腹式呼吸是最经典的深呼吸方法之一

在学会正确呼吸的基础上，我向大家推荐腹式呼吸。中医认为，高血压是因经络阴阳失调、肝阳上亢、肾阳不足所导致的。而腹式呼吸，恰恰可以让肝阳降下来，肾阳升上去，使失调的经络阴阳重新达到平衡，这样血压自然就会下降。所以，腹式呼吸是我国古代医家提倡的养生保健方法，从本质上来讲，是在用"气"对小腹经络进行按摩，是最基本的气功疗法，称为"内养功"，大有来头。

简单来说，这种呼吸方法就是吸气时让腹部凸起，吐气时压缩腹部让它凹入。在一吸一呼中能感受到较大的腹部起伏，与我们平常的胸式呼吸刚好相反。一开始练习的时候你可能不太习惯，甚至突然变得不知道该怎么呼吸，没关系，你可以循序渐进地进行。只要能够坚持下去，一定可以看到效果。

具体做法为：

1. 选择空气新鲜的地方，坐在没有扶手的椅子上，两脚平放，大腿与地面平行。将背部伸直，手放在大腿前部。

2. 然后用鼻子进行自然的深呼吸一段时间，想象着新鲜的空气吸进来、污浊的空气排出去。

3. 右手放在腹部，左手放在左胸部。

4. 吸气时最大限度地向外扩张腹部，胸部保持不动；呼气时最大限度地向内收缩腹部，胸部保持不动。循环往复，保持每一次呼吸的节奏一致，用心体会腹部的一张一缩。

5. 每天进行 2～3 次，不一定在有心理压力时才进行，可以在任何时候练习，如：上班路上、用餐之前、运动的时候等。

这种腹式深呼吸是自我放松的最好方法，可以控制情绪，缓解焦虑情绪。所以，我建议广大高血压患者，包括健康人群，不妨尝试一下。

我有一位患者，60来岁，跟我打交道也有好几年了。他平时血压一直保持在180/100mmHg。除了让他坚持吃降压药，我还推荐他进行腹式呼吸。虽然我会向很多患者推荐，但是肯真的去做或者坚持下去的人寥寥无几，因此我对他也没抱太大期望。

然而，大概一年之后，他有一天专门来看我，很高兴地说："大夫，我最近的血压一直保持着160/95mmHg，您说神不神啊？这可真得多谢您啊，那腹式呼吸还真管用。我每天早晨醒来和睡前都会躺在床上做10分钟左右。平时坐车出门接送孙子、散步的时候也会做。这段时间，我明显感觉睡眠好了，头痛头晕的症状减轻了，精力更充沛，排便也更通畅。您说，我这药是不是可以停了啊？"

我给他一量血压，果然降下来了。不过我可没同意他停药，只是在原有治疗方案的基础上进行了适当调整，免得让病情反复。现在他还在继续坚持，我期待看到他进一步的反馈。

严重高血压患者，谨慎进行深呼吸锻炼

我必须提醒大家的是，假如你是严重的高血压患者，是否能够进行深呼吸，需要遵医嘱，否则可能会出现意外。

这是因为，我们的呼吸过程是一个吸入氧气、排出二氧化碳的过程。假如身体虚弱的人过度深呼吸，会使血液中的二氧化碳大量排出，这个时

候我们的身体会做出自我调节，导致血管口径缩小。这样，就会引起循环阻力增加，从而使血压大幅度增高。所以，很多心肌梗死、脑出血等心脑血管意外的发生，都直接或间接同强烈的深呼吸有关。

对于已经患有动脉硬化、冠心病、心绞痛等心血管和脑血管疾病的高血压患者，我不建议大家进行深呼吸锻炼，以免诱发心脑血管意外。因为深呼吸虽然会让血液中的含氧量明显增加，但其他器官的供氧量却减少了。因此，如果有器质性病变的高血压患者，一定要谨慎对待自己的呼吸频率和深度，不要让身体状态有大的起伏。

做个日光浴，让太阳帮我们降血压

—— * ——

　　欧美国家的白种人喜欢做日光浴，大家都知道，这样容易得皮肤癌。可是，科学家们告诉他们，没关系，比起晒太阳的好处来，皮肤癌的危险几乎可以忽略不计。来自英国南安普顿大学和爱丁堡大学的实验医学和综合生物学学者进行了一项研究。

　　在这个实验中，他们找了 24 名身体健康、血压正常的志愿者，让他们接受了来自仿日晒灯的紫外线照射，每次 20 分钟，共进行了两次。在第一次照射中，志愿者同时接触了紫外线和灯热的照射。在另一次照射中，研究人员刻意阻隔了紫外线，只有灯热影响到了皮肤。

　　研究结果显示：人体在接受紫外线照射时显现出来的效应为，血管扩张，血压降低，血液循环中一氧化氮的代谢物含量得到了改变，但并没有改变维生素 D 的含量。所以，并不会让人体变得缺乏维生素 D。而且，在第一次照射中，志愿者的血压显著下降，而第二次因为阻隔了紫外线，就没有了降低血压的效果。显然，晒太阳降血压的功劳主要归功于紫外线照射，跟其中传递的热量关系不大。

　　他们得出的结论是：让皮肤接受阳光照射，是可以降低血压的，因此也能降低人们患上中风和心脏病发作的风险。跟患上皮肤癌的可能性相比，这个好处要明显更有吸引力。

这些科学家认为，阳光之所以能够降低血压，是因为当我们的皮肤暴露在阳光下的时候，血管中会释放出一氧化氮，它是从人体内合成的维生素 D 中分离出来的。一氧化氮在人体内起着"信使分子"的作用。当内皮要向肌肉发出放松指令以促进血液流通时，它就会产生一些一氧化氮分子，这些分子很小，能很容易地穿过细胞膜。血管周围的平滑肌细胞接收信号后舒张，使血管扩张。所以，一氧化氮可以调节血管紧张度，从而起到了降血压的功效。而且，紫外线的照射会让动脉血管放松变宽。在这两种效果的共同作用下，血压也就降下来了。但是，大家需要注意，至少要持续晒 20 分钟，血管才会释放出一氧化氮，才能有降血压的效果。

所以，尽管在英国每年因为皮肤癌死亡的人数有两三千人，生物学学者还是建议大家多晒太阳。对于中国人来说，大多数人并不像欧美人那样有晒日光浴的习惯，所以更应该晒晒太阳。

虽然对于很多科学研究的结果我们在临床上应该持审慎态度，但关于晒太阳这件事，我还是建议大家不妨尝试一下。也许大家自己会有体会，我们的血压在夏季会比冬季低一些，而且在远离赤道的国家，居民血压往往都更高一些，这可能都跟太阳光有关系。鉴于我们中的大多数人每天的日晒都是不够的，我建议高血压患者多晒晒太阳。

当然，晒太阳也是有讲究的，我们肯定不能在盛夏的正午跑到大马路上暴晒，尤其是老人，否则容易出现中暑或者白内障。我们可以选在阳光不太强烈的早晨或傍晚去晒太阳。

每天踩踩鹅卵石，足底按摩来降压

—— * ——

大家可能在公园或者小区里看到过这样的情形：有些老年人会故意踩在高低不平的鹅卵石路上。他们不是在自找麻烦，而是在用鹅卵石进行足底按摩。

中医非常重视脚，把它称为"第二心脏"，还有"树大全凭根深，人壮全凭脚健"这样的古语。中医认为，我们的脚部穴位很多，脚底还聚集着人体的几百个神经反射区，十二经脉均起始于足部，人体各个器官、脏腑都与足部有着密切联系，都在足部有各自的"投射区"。所谓"一足通全身"，就是这个道理。

正因为这样，经常按摩脚底会有特别多的功效，比如减肥，美容，调节血压，缓解便秘、肠胃病、失眠、颈椎病、腰椎病、关节炎等。

对于高血压患者来说，这也是一种非常好的运动疗法。我们可以从中医的角度给出答案。刚才已经跟大家说了，我们的脚与全身五脏六腑通过经络密切相连。足三阴经起始于足，足三阳经终止于足。手三阴经和手三阳经通过表里关系与足的同名经络连接。奇经八脉中的阳维脉、阴跷脉、阳跷脉也都起源于足部，它与我们的身体关系紧密。

而高血压这种病症呢，在中医看来，属于"眩晕""头痛"的范畴，主要是由肝火、痰热和肾虚引起，因此治疗的时候应该平肝、潜阳、熄火、补肾，或者循经导气。我们踩鹅卵石的时候，光滑凸起的石头的顶端反复刺激足底的穴位和反射区，一方面可以直接刺激相当于脏腑的穴位反射区，平肝降火、潜阳补肾；另一方面，还可以循经导气以至肝、肾，调和气血，平整阴阳，祛眩晕，治头疼，这样高血压也就自然而然降下去了。

我有一位患者是一位体形相当丰腴的年轻女孩。相对于自己的高血压，她更在意自己的体重，可是她又特别不喜欢运动。所以，对于我介绍的种种高血压运动疗法，她都提不起一点兴趣。但是，听说踩踩鹅卵石不仅降血压还可以减肥的时候，她感兴趣了，表示自己会多坚持试试看的。

过了一段时间之后，她很兴奋地来医院找我，看起来神清气爽的。虽然我看不出来她的体形有多么惊人的变化，但是据她自述，已经瘦了差不多十斤，这在她的减肥生涯中是里程碑式的事件。虽然体重减轻对高血压也有好处，但显然，我的职业决定了我更关心她的血压变化。

我给她量了量血压，血压果然降下来了。本来她的血压就不算很高，已经快要降到临界高血压的水平了，真是相当不错的效果了。每次看到患者的治疗收效甚佳，我都会有非常兴奋的感觉，这次也一样，我热情地鼓励她一定要继续坚持下去，每天踩鹅卵石半小时，以后会收到更加满意的效果。

不过，有人会问了："我家附近没有公园，也没有鹅卵石路面，也没有小河流小溪，我去哪里踩鹅卵石呢？"我有位患者告诉我，市面上有卖鹅卵石做成的足部按摩毯，价格也不高，大家可以考虑买一个回家，这样就不用受到时间、天气的影响了，一有时间就可以上去走走。需要注意的是，购买时要尽可能选择天然鹅卵石做成的石头，不要选择化学材料仿制的石头，因为天然石头的按摩功效是最好的。

　　大家在踩鹅卵石的时候，一开始脚会感觉比较疼，这非常正常，但时间久了，你就会有特别舒服的感觉。一开始的时候，大家可以少踩一会儿，然后慢慢增加踩的时间。踩完最好喝杯水，这样更有利于排毒。另外，饭前饭后的半小时之内都不适合踩鹅卵石，以免正常的血液循环和消化受到影响。

风筝飞上去，血压降下来

———— * ————

草长莺飞二月天，春光融融之际，我们可以走出大门，出去放放风筝，这不仅有利于活络筋骨、愉悦身心，也是一项长幼、男女皆宜的健身运动，尤其适合老年人。

而且，放风筝还对高血压治疗有非常好的效果。从中医角度来讲，放风筝可以释放压抑的情绪，通过排除浊气，顺畅清气，使体内气息顺畅，从而起到降压作用。而从西医角度说，放风筝有促进人体新陈代谢和改善血液循环的功效。而且，放风筝大多是在广场、郊野进行，户外阳光明媚、空气清新，富含负离子，对高血压、冠心病等慢性病都有较好的防治作用。

有很多患者或者网友听说放风筝有助于降血压之后，都会来找我求证，我会告诉他们："是的，放放风筝的确对降血压有好处，但是跟任何一项运动一样，你别指望放风筝能取代药物的疗效，它只是我们调控血压的好帮手，不是仙丹。"我这样说，只是为了让大家不要对任何一种运动疗法或者食疗方法产生依赖心理，但放风筝对高血压的好处还是不容抹杀的，临床上也有过很多成功的案例。

有一位无心插柳的患者，故事倒是很典型。她患高血压有很多年了，血压倒是一直平稳，可是也一直降不下来。与此同时，由于整天坐办公室盯着电脑，她还有严重的颈椎病。听人说放风筝时挺胸抬头，左顾右盼，可以保持颈椎、脊柱的肌张力，保持韧带的韧性和脊椎关节的灵活性，是治疗颈椎病的好方法，每到周末她就去近郊放风筝。

一段时间过后，她发现颈椎好多了，而且，血压居然也降了一些！她感到特别神奇，就来问我是怎么回事。我首先恭喜她一举两得，然后跟她讲了放风筝的好处。除了治疗颈椎病、降血压之外，放风筝对肺部的呼吸功能和心脏也都很有好处。

古人认为，我们在放风筝的时候，"拉线凝神，通天顺气，随风送病，有病皆去"。"有病皆去"肯定是有点夸张的，但放风筝确实对于多种疾病有治疗作用。所以，美国人和加拿大人才把放风筝视为一种"康复治疗"的手段，这不是没有道理的。

当然，我们放风筝也要注意场地的选择，不要在市区建筑物集中的地方放，这样不但影响交通，践踏绿地，损坏电线，破坏环境，还有可能酿成车祸，中断通信，造成停电和人身伤亡事故。更不能爬上楼顶平台放风筝。而且放风筝还要注意脚下，由于放风筝时人在倒着行走，所以应该注意周围地面情况，避免摔伤。

而且，由于放风筝需要长时间仰头，所以颈椎病患者要注意避免颈部长时间保持同一个姿势，以免病情加重；而老年人和脑动脉供血不足者在放风筝时要量力而行，尽量避免突然转头，以防脑血管突然收缩导致破裂危险。此外还需要提醒广大高血压患者的是，不要与人斗风筝，免得情绪激动让血压升高。

散步慢跑，走出高压区

———— * ————

刚才我们已经讲过，高血压患者适合散步、慢跑、骑自行车、太极拳等有氧运动，这些运动方式有一个共同特点，它们都可以被称作"慢运动"。一个"慢"字，很好地指出了高血压患者的运动特点，高血压患者就是需要慢慢地运动。因此，散步和慢跑是非常适宜的体育项目。

它们不需要正规的场地，不需要任何运动设施，也不需要昂贵的器材，不需要特殊技术指导，只要有一双运动鞋就可以了，既不激烈，又可随时增减运动量，所以是最大众化的运动。大家可别小瞧这两种慢运动的功效，它们虽然运动强度比较小，但坚持锻炼，就可以增强人体的心肺功能，促进新陈代谢，对于降低血压有非常好的辅助作用。

我们先来看散步，所有高血压患者，包括重症高血压并且合并各种严重并发症的患者，都可以做这项运动。在经过较长时间的步行后，我们的舒张压会明显下降，因高血压引起的症状也会有相应的改善。

虽说散步可以说走就走，没什么要求，但想要让散步效果更好，我们最好选择环境幽静的公园或者树林等，空气新鲜是必要条件。至于时间，可以选择在早晨、黄昏或临睡前进行，时间一般是 15 ~ 50 分钟，每天一两次就可以了，速度则可以根据每个人的身体状况确定。另外，在散步时，

还可配合"腹式呼吸"（腹式呼吸具体操作方法详见本书第 154 页）

除了散步之外，我们还可以慢跑。不过慢跑的运动量比散步大，适用于轻症高血压患者。和散步一样，如果我们能够长期坚持，也可以让血压平稳下降，脉搏平稳，消化功能增强，症状减轻。慢跑的时间可以由少逐渐增多，以 15 ~ 30 分钟比较适宜。请大家一定注意的是，速度要慢，千万不要跑着跑着忘记了，开始忘情地快跑。另外，冠心病不适宜长跑，所以慢跑的时候一定要注意运动量。

俗话说"人老腿先老"，实在是经验之谈。长寿老人都有一副好腿脚，所以我强烈建议老年高血压患者每天散散步。在这里，我想向大家推荐一个治疗高血压的运动处方，多年临床经验证明它的效果相当不错。

不过这个处方只适用于临界高血压、一期高血压患者，如果是重度高血压患者或者有并发症，一定要在此基础上酌情减量，或者遵医嘱。

这个处方其实很简单，就是快走与慢跑。

速度：120 步 / 分钟（约 120 米 / 分钟）；

运动时间：每次 30 ~ 60 分钟；

运动频度：每周 3 ~ 6 次，持续 20 周；

锻炼方法：隔日 1 次，每次 60 分钟，每周总计 180 分钟；

或者每日 1 次，每次 30 分钟（星期日休息），每周总计 180 分钟；

或者隔日 1 次，每次 30 或 60 分钟交替，每周总计 180 分钟。

需要注意的是，任何运动都不是灵丹妙药，不会有立竿见影的效果。大家不能今天运动了，明天就想看到血压显著下降。至少需要 1 周时间，我们才能看到运动的效果。要 4 ~ 6 周，才会有明显的降压效果。所以，大家一方面要有耐心，另一方面也要有恒心，这样这个处方才能帮你把血压降到更加理想的水平。

游泳好处多，高血压患者可适当游一游

—— * ——

高血压患者能不能游泳一直饱受争议

经常会有高血压患者和网友问我："有人说游泳对治疗高血压有帮助，又有人说高血压患者不适合游泳。可是，我喜欢游泳，一到夏天就会心中痒痒，很想去游泳，但又怕出意外。那我们这些得了高血压的到底能不能游泳？"

这个问题，我们得辩证来看待。结合我国国民体质制定的《中国高血压防治指南》中指出了一些适合高血压患者的有氧、伸展及增强肌肉力量的练习运动，它们包括太极拳、慢跑、散步、跳舞、划船等，没有游泳。但是游泳不属于举重、推铅球、牵拉等带有爆发力的运动，所以它既不在被推荐之列，也不在应避免之列。

游泳作为一项广受欢迎且健身效果相当不错的运动项目，对高血压患者其实也是有一定好处的。长期坚持游泳对于心血管系统的益处是：它能使心脏体积运动性增大，心肌收缩变得有力，而且能使安静时心率减慢，心脏的每一次跳动输出量增加，血管壁增厚，弹性加大，使得我们身体的心血管系统效率得到提高，从而对控制血压有很大帮助。

但是，既然游泳有这样的好处，为什么它不属于推荐的运动项目呢？大家都知道，游泳是一项相当消耗体力的运动，而高血压患者的运动原则是"放松性，节律慢"，这样来看，游泳不大符合，它的运动量有点大。

除此之外，还有另一个原因。挪威游泳名将亚历山大·达尔·奥恩是在美国奥运会集训的训练营中意外身亡的，终年 26 岁。而他的死亡，很可能是由于游泳训练时突发性的疾病导致的。所以，游泳既是一项非常有益身体健康的运动项目，同时也是比较危险的运动项目。因此，高血压患者游泳的时候一定要格外小心。

血压不超过 160/120mmHg，可以下水游泳

假如你是冠心病患者，我不建议你游泳。因为本来冠心病患者不运动的时候就心肌收缩无力，心脏供血有困难，而游泳对人的心脏负荷要求较高，此时人体需氧量较大，血液要充分达到人体的需氧部位，需要心脏更强有力的收缩以及更多次数的跳动，这样患者心脏可能不堪重负，非常容易出危险。

而严重的高血压患者呢，他们大多数人血管弹性不足，跳到游泳池里之后，由于水温一般都低于人体温度，凉水一激，血管收缩，血压升得就更高了，很容易让人感到头晕、目眩、气喘，引起心绞痛甚至心肌梗死，或者引发脑血管疾病，甚至可能发生脑出血，后果也是相当严重的。

但是，这并不意味着高血压患者就应该绝对禁止下水。说到底，我们

还是要根据具体病情而定，假如你吃了降压药之后血压仍旧很高，自觉症状较重，有发生脑血管意外的可能，那么应该绝对禁止下水游泳，以防在水中发生意外。

假如你是不太严重的高血压患者，也就是收缩压不超过 160mmHg，舒张压不超过 120mmHg，是可以下水的。对于你们来说，游泳不会危险，还是很好的运动处方。因为水对皮肤有冷刺激，刚入水时，可使皮肤血管先收缩后舒张，一段时间后血管又收缩。这样的收缩和舒张可以改善血管的功能，促进血液的再分布，这对高血压患者的治疗有很大帮助。

游泳有风险，牢记四大"救命"原则

即便你属于可以游泳的高血压人群，在游泳的时候，也还是要注意一些原则：

第一，千万要控制好运动强度，中低强度就够了，关键是要坚持。每一次游泳的时间也不要太长，以免出现不必要的风险。

第二，游泳时，要尽量有意识地全身放松游。不要憋气时间太长，不要潜泳或竞争性地快游，也不要做一些可能让血压起伏较大的急停急起动作，也不要做弯腰跳水和翻过等动作，动作尽可能地平和舒缓一些。

第三，要选择适合自己的游泳方式，不要用自由泳、蛙泳等力度过大的方式，可采用较为缓慢的仰泳。

最后，一旦感到不舒服就应该尽快上岸，一切以量力而行为原则。上岸之后，也不要把水擦干就走人了，最好再做一些整理动作，它的作用跟准备动作一样，让身体平稳过渡，而不是骤然开始骤然停止，这样才能有效避免血压波动太大。

高血压患者不适合冬泳

根据我一直坚持的"过犹不及"的原则，我不建议高血压患者冬泳，因为冬泳时身体受到冷水的刺激过于强烈，于是全身皮肤的血管发生急剧收缩，强迫表皮血管中血液回流内脏及深部组织，因而会引起血压的暂时升高。

高血压患者原本血压就高，并且大多伴有程度不同的血管硬化，特别是舒张压经常在 100mmHg 以上的人，血管弹性通常比较低，如果再去冬泳，血压会暂时性进一步升高，就很可能会发生脑血管破裂出血，中风昏迷，甚至死亡。所以，强冷刺激的冬泳，绝对不属于高血压患者适宜进行的运动。

每天做一做，十分钟简易降压操

—— * ——

大家对保健操都不陌生，不管是广播体操还是眼保健操，都是吸收了中西医基本理论和实践精华的保健运动，坚持去做，能起到强身健体、康复治疗的作用。对于高血压患者来说，也有适合我们去做的保健操，大家不妨学习一下。

按摩头面。高血压患者经常按摩头面，对身体有好处。我们可以先把双手擦热，然后擦脸数次，再从前额两侧的太阳穴开始，用双手十指向后按摩头皮，至后脑枕部，然后沿颈部向前至下颚，再向上擦脸至上额头。反复按摩头面部 20 次左右，可以有效缓解高血压的病情。

甩手。采取自然站立的姿势，两臂前后自然放松摇动 100 ~ 200 次就可以了。

按摩肚脐。双手掌心搓热，然后交替（左手五下、右手五下为一组）轻摩肚脐，因为肚脐附近有神阙、关元、气海、中脘等穴位，轻轻摩挲十组，有降压和辅助治疗中风的效果。

伸展四肢。这一运动的目的是通过伸屈四肢，使存留在四肢过多的血液迅速回流至心脏，供给心脑系统足够的氧气与血，所以可以预防急慢性心脑血管疾病，并且可以增强四肢大小关节的灵活性。具体做法为：两脚自然分开，两手垂于身体两侧，然后两腿慢慢下蹲成全蹲，两臂上提至胸前，反复做 5 ~ 10 次。

抬高运动。采用两脚自然开立的站姿，左臂前举于胸前，右臂侧举，与左臂成 90 度，随后左臂经下向外绕环至前举位置，然后右臂经下向后绕环至侧举位置，右臂和左臂重复做 5 ~ 10 次上述动作就可以了。

轻捶背部。同样是两脚自然开立的姿势，两手半握拳由下向上，同时捶击腰背部，手法轻柔，不可以用力过大，两拳再由上到下捶击 10 次。

拍打胸脯。两脚自然开立，两臂弯曲，右手放于胸前 10 ~ 15 厘米处，左手放于背后 10 ~ 15 厘米处。右掌心在心前区拍打，同时左手背在心后区拍打，拍打 10 ~ 15 次。

蹬摩脚心。这个动作需要我们仰卧，然后用一只脚的脚后跟蹬摩另一只脚的脚心，让脚心感到温热。因为脚心有涌泉穴，所以蹬摩脚心之后，可以通过经络传导作用将热量输布给其他器官，让全身血液循环变得更为顺畅，有疏通经络、促进血液循环、降低血压等功效。

这套保健操并不复杂，全部做一遍大约需要 10 分钟，简单易学，效果也很明显。如果可以的话，一、二期高血压患者可以坚持每天做 2 ~ 3 次，两周到一个月之后，大部分人都能见到显著效果。

需要提醒大家的是，过饥、过饱的时候都不宜做这套操。还有，有些动作是需要按摩穴位的，我们必须找准穴位，而且动作不能太轻柔，要让穴位局部酸胀、皮肤微红。但也不可以过于用力，要在实践过程中找到恰当的力度与手法。

从中华传统文化中汲取降压能量

—— * ——

太极拳：动中求静，最利于降压的慢运动

提起太极拳，很多人会想起太极张三丰，想起武侠小说和电视剧中太极拳那神乎其神的威力。虽然太极拳未必真的有那么神奇，但还是有一定的防身、修身作用的。而且，我建议高血压患者也不妨在平时练练。

我们知道高血压患者是不适合进行剧烈运动的，太极拳虽然是武术的一种，可它是一种特殊的武术形式。由于它是按照道家阴阳学说的理论，通过柔和缓慢的形体动作修身养性，去寻求人体自身的协调、人与自然的协调、个体与社会的协调，所以是在养生术的基础上发展的融养生、防身为一体的拳法，是一种非常好的健身运动方式。

简单来说，太极拳这种运动的特点是动中求静，它将武术徒手格斗踢、打、摔、拿这四大技法隐藏在圆的运动中连绵不断，让人体各个器官的功能得到完善发展。

这种非常放松的练习，有助于平定人的情绪。我们在练拳过程中全神贯注、从容不迫、以柔克刚，是一种很好的修身养性的体验和过程。所以说，太极拳运动是养生的一种有效途径。高血压患者，尤其是中老年高血压患

者，如果能够每天认真且心无旁骛地打好一套太极拳，对于控制病情是非常有帮助的。

根据北京运动医学研究所的一项调查报道，常打太极拳的人，平均血压是 134.1/80.5mmHg，而对照组的血压则是 154.5/82.7mmHg。动脉硬化指标，太极拳组仅为 39.5%，而对照组则为 46.4%。显然，不管是对于高血压患者还是动脉硬化患者，太极拳都对缓解病情大有裨益。

这是因为，太极拳重视呼吸配合，而吐故纳新、增强肺部气体交换的同时，也能促进血液循环，从而缓解高血压、冠心病等循环系统疾病，使相关症状得到改善。

香港卫生部门也做过类似的研究，他们的研究对象是 65 位来自香港的老年人。其中的 29 位来自当地的太极俱乐部，他们 3 年来每周至少练习 90 分钟的太极拳，而另外的 36 位没有任何练太极拳的经验。结果显示：练太极拳的人几乎在所有的健康项目中检查结果都较好，包括血压、血管阻力和脉压。对于高血压患者来说，这是相当喜闻乐见的消息。

而且，调查结果还表明，在太极拳小组中，老年人的大小动脉顺应性都相对较高（40% ~ 44%）。什么是动脉顺应性呢？这个术语指的是动脉的膨胀与收缩能力。我们谈之色变的动脉硬化，就是说动脉不能随着血压的改变而膨胀或收缩，也就是动脉顺应性很差。所以，动脉顺应性已经被视为老年人心脏健康的重要预言家，与心血管疾病息息相关。为了预防心血管疾病，我们需要提高自身的动脉顺应性，而太极拳正好可以帮我们做到这一点。

不过，目前太极拳种类繁多，有各种流派和招式，比如"和式太极拳""陈式太极拳"等，目前最流行的是八十八式杨式太极拳。杨式、简化二十四式太极拳等运动量不太大，比较合适高血压患者练习。

一般来说，虽然太极拳适合各期高血压患者，但我还是建议大家根据病情和体质选择练习内容。

比如，体质差、初学者可以先练全套中的一段或只练几招几式，然后循序渐进，慢慢掌握全套拳法。一开始要尽量选择幅度不大、动作简单易学的招式，而且应该避免过分低头弯腰的动作。大家千万不要急于求成，也不要和健康人攀比运动量，我们要时刻牢记运动量不要太大，即便是太极拳也一样。

气功：松静降，意念带动血压降下去

跟太极拳一样，气功在国人心中也带有神秘色彩。也难怪大家这样感觉，各种影视作品把它过分神化，而古典书籍中的描述也是玄之又玄，让人摸不着头脑。

但实际上，气功只是中医学的一个分支，它在理论上主要是以中医理论为基础的，在创编功法和气功锻炼中，应用的也是中医常见的阴阳、五行、脏腑、经络、精气神等学说。所以，它没有大家想象中那样虚无缥缈，难以掌握，我们完全可以利用它强身、健体、降血压。

前一阵子我看到过美国人发表的研究报告，声称用气功治疗高血压，半年后约 75% 的受试者收到了降压效果。其实我们的中医专家早就做过研究，已经证实了气功对高血压有显著治疗作用。用气功治疗高血压的近期有效率，可以达到 90% 左右。请大家注意，这里不是说气功的长期有效率不高，而是由于未能进行临床上的长期监测，所以我们只能说是"近期有效率"。

中医学者研究发现，在同样条件下，同一病人由活动转到休息时，血压可稍微降低，但当继续休息时，血压不再继续降低。而气功锻炼则不同，一般练功 5 分钟后血压开始下降，到 20 分钟时血压进一步明显地降低。这说明，练功过程中血压降低决非单纯休息造成的，而是气功的生理效应。

研究中还发现，练习气功可以让高血压患者的微循环异常显著改善，血黏度和血小板聚集明显降低。这对于避免出现与高血压相关的各种并发症是相当有好处的。

当然，"气功"只是一个非常笼统的概念，它有各种各样的练习形式，高血压患者可以选择适合自己练习的气功。一般来说，放松功对高血压的治疗效果最好，其次还有站桩功、强壮功和动功等，大家可以酌情练习。

放松功的练习方法很简单，具体做法为：端坐在椅子上，匀静深长呼吸，默念"松静"二字，诱导身体各部分从头至脚，以至心脏、血管、神经，依次放松就可以了。

这种练习足够简单吧？但是真的想要练好可没那么容易，因为很多人不能做到"松""静""降"这三个原则。简单来说，就是我们在练功时要保持"松静自然"的状态，不但身体放松，精神也要放松，这样才能较好地消除造成血压升高的精神紧张因素，调动生理潜力，使机体的机能恢复正常，收到较好的疗效。所以，尽管动作简单，可是需要我们配合意念，这个要求是相当高的。

除了这种适合所有高血压患者的放松功之外，我们还可以练习站桩功，具体做法为：大家采取两脚分立的姿势，两膝微曲，腰直胸平，两臂于胸前呈环抱大树状，双手十指微曲呈半握球状，深呼吸的同时，用意念做各种良性的自我暗示，以求身心放松。比如，练功时想象有微雨洒身，从头至脚，不断下流，有清凉松弛的感觉；也可以想象练功环境优美开阔，空气清新，令人心旷神怡等。这些意念，都有助于放松和降压，让人收到更加满意的效果。

再次提醒大家，站桩功并不适合所有人，尤其是身体虚弱、年岁较长的重度高血压患者。不过假如你体质还可以，病情也不严重，就可以放心练习。每次站立时间从 3 ~ 5 分钟开始，渐次增至 20 分钟左右，中间累了可以稍微休息一会儿。

由于练习气功不需要肢体做太多动作，运动量一般不会过大，所以我们可以每天至少 1 次，最好早晚各一次，每次 30 ~ 45 分钟，如果能坚持练习，不但会有良好的降压疗效，而且对于稳定已经降下去的血压也大有帮助。

五禽戏、八段锦，好学易记的全民健身项目

当年，华佗模仿虎、鹿、熊、猿、鸟的动作和姿态，发明了一套锻炼身体的方法。他希望通过模仿虎的凶猛扑动、鹿的伸展头颈、熊的沉稳走爬、猿的机灵纵跳、鸟的展翅飞翔等一系列动作，达到增强心肺功能、强壮腰肾、滑利关节、延年益寿的目的。由于它是由模仿五种动物的动作组成的，所以叫作"五禽戏"。

现代医学研究表明：作为一种医疗体操，五禽戏不仅使人体的肌肉和关节得以舒展，而且有益于提高心肺功能，改善心肌供氧量，提高心肌排血力，促进组织器官的正常发育。由此可见，它对于降血压也是相当有效的。

早在 1982 年 6 月 28 日，我国卫生部、教育部和当时的国家体委就发出通知，要求把五禽戏等中国传统健身法作为在医学类大学中推广的"保健体育课"的内容之一。只可惜，大家还是一直没有对这项健身运动引起足够的重视。

到了 2003 年，国家体育总局把重新编排后的五禽戏等健身法作为"健身气功"的内容向全国推广。它形象生动，简便易学，适合于不同年龄、职业、性别的人选择锻炼，所以真的是全民健身的好项目。

我在给患者介绍运动疗法时，就经常会向他们推荐五禽戏。借着神医华佗的名声，倒是有不少患者表现出极大的兴趣，可是据我了解，因为嫌麻烦不肯学习或者学习了没能坚持下去的人有很多，真的非常遗憾。

不过我也能理解，一旦一套运动显得很复杂的话，很多人，尤其是老年人会因为记忆力的原因打退堂鼓。这一点大家也不用担心。本来传统的华佗五禽戏共有54个动作，但是现在由中国体委新编的简化五禽戏，每戏只有两个动作，分别是：虎举、虎扑；鹿抵、鹿奔；熊运、熊晃；猿提、猿摘；鸟伸、鸟飞。每个动作都是左右对称地各做一次，并且配合气息调理就可以了，所以简便易学，非常适合记忆力不好的老年人以及时间紧张的上班族。

"八段锦"的名头没有五禽戏那么响亮，不过在强身健体方面的功效跟它可是不相上下，而且降血压的效果也同样出色。

八段锦的每一"段"，指的都是一套动作。由于它的动作舒展优美，如锦缎般优美柔顺，所以古人把这套动作比喻为"锦"。整套动作做下来，视觉效果是柔和连绵、滑利流畅、有松有紧、动静相兼的。由于它的所有动作都比较舒缓，所以适合各个年龄段、各种体质的人练习，当然也适合各种病情的高血压患者，尤其是老年高血压患者。

那么，练习八段锦对高血压患者有什么好处呢？由于八段锦要求身正，含胸沉气，所以能让呼吸深长，增加肺活量，并且让心率减慢，降低心肌氧消耗量。而且八段锦采用的呼吸法可以增强肺的换气功能，有利于氧气和二氧化碳的交换。它的定静作用和内脏按摩作用，则可以让呼吸通道顺畅，改善肠气肿综合征和心肺的各种疾病。由于加强了全身血液循环，同时减轻了心脏负荷，所以它对于增强高血压患者的心肺功能和稳定血压都有相当好的效果。

由于八段锦历史悠久，所以在流传过程中形成了各种流派和练习方法，而且它分为站式和坐式，高血压患者在练习时还是要先经过一些筛选的。

由于练习坐式八段锦时，每个动作都必须充分伸展关节，将力量灌注到关节、肌肉处，才能起到锻炼的作用，所以运动量显得稍微有点大。所以，我会建议病情比较严重的高血压患者练习站式八段锦。

关于五禽戏和八段锦的具体练法，大家可以从网上寻找或购买相关视频跟着练。我建议大家每天早晚各做一次，不过大家还是要根据自己的体力量力而为，千万不要运动过量了。

随时随地都可施行的两大推拿降压法

——— * ———

在传统医学的各种治疗方法中，推拿按摩恐怕是最为大家熟知并且喜爱的了。被称为"元老医术"的它经济简便，不需要特殊医疗设备，也不受时间、地点、气候等条件的限制，随时随地都可施行，而且平稳可靠，易学易用，没有任何副作用，所以非常受欢迎。更重要的是，推拿按摩后的效果也很明显。

大家都知道，按摩之后我们会感到肌肉放松、关节灵活、精神振奋。之所以有这种效果，跟推拿按摩的特点有关。《黄帝内经》里说："经络不通，病生于不仁，治之以按摩"，说明按摩有疏通经络的作用。在疏通经络的同时，它还能调和气血。

用现代医学理论来解释，推拿手法的机械刺激，通过将机械能转化为热能的综合作用，可以提高局部组织的温度，促使毛细血管扩张，改善血液和淋巴循环，使血液黏滞性降低，降低周围血管阻力，减轻心脏负担，所以可以防治心血管疾病，对高血压患者大有好处。

如果有条件，大家可以去找专门的推拿师。不过，作为日常运动保健项目，我们可以自我推拿。按揉风池、太阳及耳穴，掐内关、神门、合谷、足三里等穴位，都可以帮助降压、消除症状。这里我只向大家介绍两种简单的推拿法。

头部推拿：醒脑开窍，辅助降压

我们的头皮上有很多神经末梢。有些神经末梢距离大脑很近，头皮上的信息很容易传入大脑。手指在头皮上按摩，能轻柔地刺激头皮上的神经末梢，通过神经反射，使大脑皮质的思维功能增强。所以，当我们遇到某些问题想不到良策时，经常喜欢用手指在头皮上挠来挠去，这是一种不自觉的动作，但这同时也是一种头部按摩，我们的潜意识知道这样可以开阔思路。

所以，经常按摩头皮，大脑皮质的工作效率得到提高，兴奋和抑制过程互相平衡，生命力就会增强。而且，大脑的功能增强了，身体各器官的功能就会增强，身体也就更加健康。其次，按摩头皮能刺激头皮上的毛细血管，使它们扩张变粗，血液循环旺盛，供给大脑组织更多的养料和氧气，有助于醒脑开窍、辅助降压。

具体做法为：把手指张开、手心向内，如同抓痒一样，用指头肚去抓头皮。注意，要用指头肚，千万不要用指甲。抓的时候闭上眼睛，心神安定，身体放松。从前额上的头发抓起，由前向后，经头顶至后发际；再从后向前，循环往复。抓时主要用两个小指头的螺纹面进行按摩，其他手指随着小指的按摩用指甲抓头皮，动作匀缓轻柔，以免损伤头皮。呼气时抓，吸气时停，心情放松地享受整个过程。

我们可以每天早起、午休以及晚睡前各做 1 次，每次 10 分钟左右，平时有空也可多做。除此之外，还可以采用以手梳头的方法来治疗高血压。具体做法为：两手虎口相对分开，放在耳上发际，食指在前，拇指在后，由耳上发际推向头顶，两虎口在头顶上会合时将头发上提。这种手法可以按摩到百会穴，起到升阳固脱、开窍醒脑的作用，可以有效缓解高血压患者的头痛眩晕症状。

手掌推拿：导引血气下降

这个推拿手法会有立竿见影的降压效果。假如我们在户外血压突然升高，可以试试这种按摩手法。

具体做法为：首先迅速按捏手掌心。从右手开始，用左手拇指用力按压右手掌心，并从掌心一直按捏到指尖，5 个手指都需要按捏一遍。按照这种方法按捏左手掌心，两手分别做完大约需要 10 分钟。

这种方法可以让血压明显下降，因为按捏手掌能让手掌及局部周围血管扩张，让局部组织需氧量增加，导引血气下降，所以能够让血压也趋于下降。当然，它肯定不能作为降血压的主要治疗方法，大家不要寄希望于让它取代降压药。

以上只是两种非常简单的按摩手法，大家当然还可以通过按摩太阳、百会、风池、曲池、内关、足三里等穴位辅助降血压。

但不管是按摩哪个或哪些穴位，大家都要心平气和、注意力集中、全身尽可能放松。而且，取穴要准确，用力要恰当，还要持之以恒，这样才能有明显效果。

至于推拿按摩的时间，可以每次 20 分钟左右。最好清晨起床前和临睡前各一次。大家在推拿按摩时，也可以酌情加上精油、按摩乳等。但如果骨折或局部皮肤有破损、溃疡、结核、肿瘤、出血等情况，就先不要按摩这些地方了。

坚持练瑜伽，你和血压都更平静

—— * ——

长期练瑜伽的人血压波动幅度较小

"瑜伽"这种舶来的运动，现在已经广为人知了，尤其是受到很多女性朋友的欢迎。这不仅仅因为它时髦流行，更因为它真的有益身心。

和中国的古人一样，古代的印度人也相信天人合一，他们深信通过运动身体和调控呼吸，可以完全控制心智和情感，以及保持永远健康的身体。于是，他们创造出了各种通过提升意识，帮助人类充分发挥潜能的体系，也就是瑜伽修炼方法。

瑜伽运动中的各种姿势，运用古老而易于掌握的技巧，改善人们生理、心理、情感和精神方面的能力，是一种达到身体、心灵与精神和谐统一的运动方式。所以，这是一种非常好的缓解压力的方式。

大家可以自己回想一下，我们在进行散步、慢跑等运动项目时，往往只是身体机械重复地运动，不需要大脑意识的参与。但瑜伽却不同，它必须集中意识，让身体在某个姿势下静止维持一段时间，从而达到身心的统一，让内分泌平衡，身体四肢均衡发展。正因为这样，练完瑜伽后才会出现全身舒畅、心灵平静、内在充满能量的效果。对于运动类型不可以太剧烈的高血压患者来说，这种"安静的运动"非常适宜。

有研究发现，瑜伽可以有效调节神经系统及内分泌系统，进而改善个人整体健康。长期练习瑜伽的人比普通人更懂得控制自身的体温、心跳率和血压水平，而且他们的脾气往往更为温和，所以血压的波动幅度较小，很少再出现胸闷气短的现象，血液中的胆固醇含量明显降低，动脉硬化大为减轻。对高血压患者来说，这毫无疑问是个好消息。

练习瑜伽时，避免头低于心脏以及长时间双臂高举过头的姿势

接下来的问题就是该怎么练习了。瑜伽项目特别多，但不是所有的都适合高血压患者。一般来说，我会向患者推荐仰卧放松式、瑜伽休息术、蕙兰瑜伽语音冥想等，它们能够让人整个身心都很放松、平和且愉悦，有利于稳定血压。

大家可以到正规的瑜伽馆去学习，在教练指导下循序渐进地进行。练习过程中要注意体会自己的身体反应，感觉不舒服的时候要适当调整或者停止。很多人喜欢自己在家看视频自学练习，这种做法不是不可以，只是大家要格外当心动作的准确性，因为错误的练习方式反而会使高血压患者身体出现不适。所以，如果可以的话，我还是建议重度高血压患者请专业教练陪同指导。

而且，高血压患者练习瑜伽时最好不要练习头低于心脏以及长时间双臂高举过头的姿势。为安全考虑，假如没有专业教练指导，我只推荐大家

做一些活动四肢、关节及颈部的练习，这些姿势相对平和，不会使血压骤然升高。我给大家推荐一个适合任何年龄段的人练习的瑜伽姿势：仰卧放松式。

具体做法为：平躺在地面上，闭上双眼；双脚向身体两侧自然张开；双臂放于身体两侧，双手掌心向上；有意识地依次放松身体的各个部位，同时深呼吸。

为了达到最好的效果，练习瑜伽的时候，我们要满足一定的条件：

1. 要制造一个安静的环境，把电话线拔掉，手机调成静音模式；

2. 需要明亮开放的空间，要求地面必须是结实和稳固的；

3. 房间的温度应该保持在中等偏暖的范围内，不要太热，不要太冷，避免在阳光直射的地方练习瑜伽；

4. 如果没有专业的瑜伽垫，也可铺上一条大浴巾或防滑垫等；

5. 如果没有专业的瑜伽服，至少要穿一件舒适、宽松或有弹力的衣服，让身体能够自由地运动，避免呼吸或血液循环受到限制；

6. 一般来说应该光脚练习，但如果太冷可以穿上袜子；

7. 把身上的首饰都取下来，排空大小便，确保自己全身毫无额外负担地开始练习。

瑜伽在帮我们降血压的同时，更能让我们获得平静安宁的精神状态。但是跟其他运动一样，练习瑜伽期间，即使我们的血压降低了，也不要擅自停药，还是要在医生指导下继续服药。而且，瑜伽也需要我们长期坚持练习，才可以收到降压功效。

瑜伽不是专属女人的运动，男性高血压患者要消除偏见

这里我还想提到的一个问题是，当我向很多患者和网友推荐瑜伽运动时，他们往往会有疑问："这不是跟舞蹈差不多吗？这不是只有女人才喜欢的运动吗？"

当然不是这样的，虽然瑜伽跟柔术、舞蹈有点形似，但是有本质上的差异，它们的练习目的完全不同。柔术、舞蹈更多是着眼于表演，而瑜伽的练习目的是从身、心、灵三方面进行全面修习，过程中需要体位、呼吸、冥想、放松等多种技法的配合，是完全的健康和自我修习，我们并不需要关心他人，只需关注自我。

虽然很多女性都特别喜欢瑜伽，但大家绝对不要以为这是一项只有女人才可以进行的运动。事实上在古印度，瑜伽最初的发明者、练习者全都是男性，而且当今知名的瑜伽大师几乎全是男性。在欧美某些国家，男性练习瑜伽的普及程度甚至高于女性。所以，广大男性高血压患者一定要消除这个偏见。

冥想打坐，调节情志降血压

—— * ——

中医理论认为，高血压的形成与长期的情志抑郁、精神过度紧张、饮酒过度、嗜好肉食等密切相关，这些都会导致肝肾阴阳失衡，从而导致高血压的发生。可见，想要治疗高血压，除了良好的饮食与作息习惯之外，我们还要调节情志。而冥想打坐，正是调节情志的好方法。

如果我们能在冥想打坐过程中得到最深度的放松，进入最和谐的状态，对控制高血压是非常有利的。在冥想的状态中，我们可以释放出很多各个方面造成的压力，当大脑处在这个状态中，身体的激素失衡状况也会开始减轻，渐渐倾向于恢复平衡。

简单来说，治疗高血压和大脑的反应是息息相关的，和肾上腺素也有关系。当大脑开始发出各种反应的时候，身体内就会释放出肾上腺素让身体可以应付日常的活动，而肾上腺素会引起血管收缩。冥想可让大脑"平静"下来，从而降低肾上腺素分泌的程度，控制血压升高。尤其是在因压力比较大而引起血压升高的时候，冥想打坐会更为有效。

美国心脏协会的专家指出，人们若每天冥想打坐 2 次，每次 30 分钟，连续做此项运动 7 个月，就可大大减少血管内壁脂肪堆积的情况。他们将62 名高血压青少年分为两组，其中一组每天 2 次静坐，每次持续 30 分钟，连续 4 个月；另一组则让他们接受如何降低血压及心血管疾病的课程，但不需静坐。通过使用专业仪器测量，发现前者的血压降低程度不仅与后者相当，而且对心脏健康也有帮助。所以，由此证实了冥想打坐对高血压的积极影响。

总之，通过冥想，我们可以获得深度的宁静状态，从而给自己带来良好的精神状态和健康状况。那么，我们具体该怎么做呢？现在我给大家介绍三种比较简单的冥想打坐方法。

最经典的简易冥想打坐法

大家可以找来垫子或者干脆坐在床上，两腿交叉盘坐，调整身体重心，直立腰背，微收下颚，并尽量向上拉伸颈部。同时，双手拇指与食指相接（莲花指），手心向上，手臂、肩部保持放松，闭上双眼，做深呼吸。

需要注意的是，在整个过程中，我们的背部要始终保持挺直，不能下塌。初学者刚开始练习时，很难在短时间内就进入冥想状态，可试着闭上眼睛，将注意力集中于自己的呼吸，渐渐就会进入状态。

最舒适的自由式冥想打坐法

你可以用一个自认为最舒服的姿势坐着，并闭上眼睛，完全放松全身的肌肉，从脚逐渐到脸，使它们保持放松。

接下来用鼻子呼吸，注意每一次吸气和呼气，但不要刻意做深呼吸。在你呼气的同时，默念某句话，或者什么都不想。轻松自然地呼吸，持续10～20分钟。如果时间紧张，至少要持续5～10分钟。

当思绪游离时，慢慢地将注意力拉回到呼吸和刚才重复默念的语句上。

坚持每天1次，甚至在工作时你也可以冥想。休息的时候，花上5分钟时间，静静体会体内正在发生的事情：你的呼吸、你的正在放松的肌肉以及你某个伸展动作的紧张度。

最放松的仰卧式冥想打坐法

这个打坐法要求大家身体平躺，然后双腿微微分开，双臂自然伸直，放在身体两侧，掌心向上，闭上双眼。在这个姿势下进行冥想。

需要注意的是，在这个姿势下，头部要摆正，颈椎、脊椎要保持在同一条直线上，注意力保持集中，不要让自己在极为放松的状态下不小心睡着了。

这三种冥想打坐法都比较方便、易行，大家可根据自己的身体状况和喜好选择一种打坐法，最重要的是在打坐中进入一种宁静的状态，从而起到调节情志的作用。

关注高血压
特殊人群高血压保健有妙招

在高血压患者中，中老年人所占比例最多，尤其是老年人。除此之外，近年来，儿童、孕妇、上班族的高血压发病率大幅上升，严重影响到他们的学习、生活和工作。更严重的情况是，高血压引发心脑血管意外，威胁年轻的生命。遗憾的是，大多数人对这些人群的高血压知之甚少，甚至存在认识误区和疑虑。如果你属于这几种容易被高血压盯上的特殊人群，赶紧来了解一下可以让自己远离高血压的措施吧。

儿童高血压：
不良生活习惯让孩子成为隐性高血压患者
—— * ——

和成人高血压相比，儿童高血压知晓率偏低

近些年来，我接诊的儿童高血压患者越来越多，而且明显有逐年增多的趋势。当然，和中老年人相比，儿童患上高血压的比例很低，患者数量比较少。

很多家长，当孩子在体检时被确诊为高血压的时候，一下子开始着急了。其实，如果是体检时发现了自己的孩子有高血压，那还不是最糟糕的情况。更糟的是，轻度儿童高血压在相当长时间里可能会没有任何症状，所以很多粗心的父母根本没有发现孩子血压高。和成人高血压相比，儿童高血压的知晓率更低，一方面孩子们不会或很少能正确地诉说症状，父母也发现不了。而且由于儿童高血压并不多见，所以日常门诊中，很少有医生会测量儿童的血压，这就使很多儿童高血压患者被漏诊或误诊。也许有的父母会说："反正也没有任何症状，而且孩子们身体器官都比较健康强壮，没什么大碍吧？"

的确，一般来说，儿童高血压没什么症状，也不像老年人一样特别严重。但是，它还是会慢慢地损害血管、心脏、肾脏和大脑，而且，关键是

这些孩子中的绝大多数，在成年后会一直被高血压所困扰，年纪轻轻就有可能造成心脑血管疾病、肾脏损害、糖尿病，有人甚至会在没有任何不适的情况下出现血管堵塞、破裂或心脏病突发而猝死，后果是相当可怕的。

吃太多、动太少是儿童高血压的两大诱因

所以预防儿童高血压这件事，家长也要时刻放在心上。而在我接诊过的儿童高血压患者中，大约有九成都是小胖墩。大家已经很清楚肥胖跟高血压的关系了，所以，家长们一定要注意了。想要让孩子远离儿童高血压，最主要的预防工作就是不要让孩子营养过剩、过度肥胖。

基本上，孩子们的肥胖有两个原因：一是吃得太多。很多孩子摄入的食物分量已经远远大于他们身体发育所需要的量。而且，孩子们吃了太多不健康的快餐、膨化食品和含糖的饮料，都会导致肥胖。所以，我们不仅仅要关注孩子摄入的食物数量，还要关心质量。快餐的危害我们之前已经讲过了，这里要提的是膨化食品。从营养成分结构来看，膨化食品的营养很不全面，而且高糖、高油脂、高热量和高味精，如果经常或大量食用的话，会妨碍身体对营养物质的吸收，破坏人体的营养均衡。所以，膨化食品虽然有可能让孩子们变胖，但是却未必是营养过剩，反而可能伴随着营养不良，因此真的是有百害而无一利。

另一个原因是运动少。现在很多孩子要上各种兴趣班，并且爱好玩电子产品，他们总是长时间保持坐姿，没有参与足够多的体育锻炼，这也是

造就小胖墩的重要因素。

调整饮食结构、增加运动量，远离儿童高血压

那么，想要避免孩子们营养过剩、体形肥胖，也可以主要从以下两个方面入手：

首先，调整饮食结构。临床上证实，动脉粥样硬化和高血压源自婴幼儿，与过多摄入脂肪和糖密切相关。所以，从婴幼儿时期开始，家长就不要给孩子们喂哺过量牛奶，或者使其总热量过多。日常饮食也要避免过多的脂肪和糖类，少吃精米精面，多吃蔬菜，控制体重，避免肥胖。而且，孩子们的饮食也要注意低盐，因为儿童肾脏的排钠功能不完善，体内存钠过多，可能是以后发生高血压的一个重要因素。如果孩子体重已经超标或者严重超标，要考虑减肥了。

然后就是增加运动量。家长要为孩子们创造更多运动的条件和环境。而且孩子容易犯懒，家长要监督孩子每天进行必要的体育活动。通过适当的运动，来增强孩子的体质，提高他们的抗病能力，从而有效地预防孩子肥胖以及儿童高血压的产生。同时，运动有利于多余热量的消耗，使新陈代谢良性循环，这样孩子才能健康地成长，远离各种疾病的威胁。

妊娠高血压：
病情来势汹汹，预防是关键
———— * ————

妊娠高血压与母婴健康息息相关

孕妇是一个相当特殊的群体，所以她们该如何预防妊娠高血压，我想要拿出来单独讲一讲。

妊娠高血压是怀孕期间出现的高血压，大家请注意，假如女性怀孕之前本来就有高血压，那怀孕期间的血压高，就不是妊娠高血压。妊娠高血压在我国的发病率是 10.32%，因妊娠而发病，又因妊娠的终止而痊愈，特点非常鲜明。

有很多孕妇和孕妇的家人会问我："大夫，既然您说这种高血压是暂时性的，生完孩子自己就好了，对以后的身体健康影响不大，那么是不是就不用担心呢？"

当然不是，首先，妊娠高血压大多数发生在怀孕 20 周之后，主要表现为浮肿、蛋白尿等，严重时还会出现抽搐、昏迷甚至母婴死亡。妊娠高血压是引起母婴死亡的主要原因之一，可见，它对孕妇和胎儿的安危都至关重要。而且由于某些治疗高血压的药物对胎儿会产生一定影响，所以治疗起来相当棘手，妊娠高血压患者用药时必须特别慎重，因此预防是关键。

其次，假如女性在怀孕期间患上妊娠高血压，会增加日后患病的概率。临床研究数据表明，与孕期血压正常的女性相比，患妊娠高血压的女性日后发生中风的概率会增加 2 倍，到中老年后发生高血压和心脏病的概率会增加 1.5 倍，而且妊娠高血压也会增加日后患上肥胖等代谢疾病的风险。所以，千万不要觉得妊娠高血压会自己痊愈就掉以轻心。

孕期衣食住行十大原则预防高血压

既然妊娠高血压预防是关键，那么孕期的女性具体应该注意哪些方面呢？

补充蛋白质。孕妇需要充足的营养，尤其是要充分摄取蛋白质，可以从鱼、瘦肉、牛奶、鸡蛋、豆类等食物中获取植物蛋白，不宜获取太多动物蛋白。患妊娠高血压的孕妇对自己的饮食更是要格外注意。

多补钙。妊娠后期，由于胎儿的骨骼发育需要钙质，同时胎盘分泌的大量雌激素会阻碍母体骨骼的重吸收，而孕期摄入过多的蛋白质又会增加钙的排泄，使孕妇体内血钙降低，血钙降低后就引起甲状旁腺分泌活动的增加。后者分泌越多，舒张压就会越高。因此在妊娠后期额外补充钙质，能够减轻或缓解由于血钙降低而引起的甲状旁腺功能亢进，使舒张压降低，并保持在较低水平。此外补充钙还能降低血管敏感性，抑制血管平滑肌对机体升压物质的反应。因此钙能预防妊娠高血压。孕妇可以考虑每天摄入 500 毫升以上的奶类及奶制品，必要的时候也可以在医生的指导下口服钙制剂。

多吃蔬果。保证每天摄入蔬菜 500 克以上，水果 200 ～ 400 克，多种蔬菜和水果搭配食用。因为多吃蔬菜和水果可以增加食物纤维素的摄入，对防止便秘、降低血脂有益，同时还可补充多种维生素和矿物质，有利于妊娠高血压的预防。

少吃盐。孕妇在饮食上要注意盐分的摄取，少吃腌肉、腌菜、腌蛋、腌鱼、火腿、榨菜、酱菜等盐分高的食物。但是，孕妇因为胃酸偏多，必要时可以适当摄入苏打饼干、烤馍、面包干等碱性食物，以缓解胃酸过多引发的不适。

适量运动。适量的运动可以预防病症，孕妇可以挑选一些适合孕期做的运动，比如孕期瑜伽等。

减少工作时间。疲劳会令血压升高，所以孕期的女性在工作上不要过于勉强自己，尽量减少工作时间，别太疲累。

避免旅行。怀孕期间，孕妇散步、外出购物逛街等是没有什么问题。但应该尽量避免旅行，即使是短途旅行也最好放弃，有妊娠高血压风险的孕妇更要谨慎对待旅行。

洗澡时注意温度。冲凉时血压会下降，所以孕妇洗澡一定要注意水温。而且冲完之后要赶紧擦干保暖，要注意避免冲凉后着凉。因为着凉会让血压上升。

经常量血压。家里常备血压计，每天早起量一量。如果血压突然上升，要及时向医生咨询。

控制体重。临床上，肥胖是导致妊娠高血压的一个重要因素，所以在怀孕期间一定要控制食物的摄入量，少吃 高热量食物。特别是孕前超重的孕妇，孕期要尽量少吃或不吃糖果、点心、甜饮料、油炸食品等，千万不要以为自己怀孕了就可以随心所欲想吃就吃，怎么胖都没关系。为了自己和胎儿的健康，还是要注意饮食结构，做好相应的保健工作。

希望孕期女性对妊娠高血压有足够的重视，注意衣食住行，保障母婴安全。

上班族高血压：
学会放松，别让工作杀了你

———— * ————

每周工作时间的长短和血压高低有显著联系

我相信正在读这本书的中青年朋友一定对加班不陌生，如今随着生活节奏越来越快，人们休息的时间越来越短，工作的时间越来越长。加班已变成了很多上班族的常态，大多数人都只能无奈地接受这个现实，同时担忧着长时间工作对健康造成的影响。

关于长时间工作对健康的影响，别的方面我们暂且不谈，这里只谈高血压。经常长时间工作，可能会增加患上高血压的危险性。

2010 年美国加州健康抽样调查的数据，向我们提供了 24000 多名 18 ~ 64 岁工作年龄段的人口健康状况。这一数据可以直截了当地向我们证明，长时间工作有可能引起高血压。

美国一些研究人员对这些数据进行详细分析，他们发现：与专业人士相比，办公室文秘职员罹患高血压的可能性要高出 23%，无技术工人则高出 50%。而且，在剔除其他影响高血压的风险因素之后，还发现每周工作时间的长短与高血压有着独立和显著的联系：

与每周工作 11 ～ 39 小时的人相比，每周工作 40 个小时的人患上高血压的可能性高出 14%；而每周工作 41 ～ 50 个小时的人患上高血压的可能性高出 17%；工作 51 个小时及以上的人患上高血压的可能性甚至高出 1.29 倍。

为什么长时间工作更容易让人患上高血压呢？

因为长时间工作会使人在辛苦工作后恢复的时间较少，长时间工作也意味着会喝更多的酒、吸更多的烟、吃更多的快餐以及没有更多时间进行运动，这些都与高血压和心脏病有关；同时，长时间工作意味着要经常接触"有害的社交心理因素"，比如少付工资等，这些会使你心里感到很难过。

而且，长时间工作的人，往往比可以按时上下班、工作时间短的人有更强烈的心理压力，其中包括工作的不安全感和感觉工作表现不充分等，这些压力都会诱发高血压，尤其是对于男性而言。

这主要是因为我们往往认为，男人是家庭的支撑和主要的经济来源，社会对男人寄予了更高的期望。所以，男人在工作中肩负的压力往往比女人要大。

而且，现代繁忙的生活和日益激烈的竞争，使男人往往处于超负荷的工作状态中，甚至很难有固定的回家时间。为了更好的业绩，晚上的时间也用来招待客户或安排满了各种社交活动。而精神紧张、工作劳累，再加上旷日持久的精神负担和心理压力，会直接导致血压增高。

学会协调工作和生活，心放松血压才能放松

生存固然重要，工作固然重要，我们的生命安全和健康更重要。为了不让工作"杀死"我们，我给大家提出下面几点建议，如果可以的话请尽量做到：提高效率，减少加班的时间，在下班后尽可能充分休息；利用工作中间的空闲，进行休息和调整；减少给自己的压力，适当降低工作目标；在高效工作时，通过喝茶、听音乐等缓解压力。

与此同时，假如你已经年过三十了，在生活习惯上也要格外注意，尽量选择清淡、低饱和脂肪酸（植物性脂肪，如玉米油、橄榄油等）、低热量及低胆固醇食物，比如去皮鸡肉、清蒸鱼等，并且多吃高淀粉、高纤维的食物，如面包、谷物类、水果及蔬菜等。这种膳食结构可以给我们一个更健康的身体，提高我们的免疫力，同样也可以预防高血压。

另外，还要注意运动。据我了解，很少有上班族可以坚持每天去运动场或健身房运动，但我还是建议，不管大家多忙多累，仍然应该每天固定花些时间做些简单的运动，让运动成为生活的一部分，比如在午饭、晚饭后散步 10 ～ 15 分钟；以爬楼梯取代搭电梯；坐公交车回家时，提早 1 ～ 2 站下车步行，或者是骑自行车；假日多到户外做活动量较大的运动等。只有从日常生活做起，重视个人健康，定期关注血脂血压等数据，我们才能在快节奏、长时间的工作中，让高血压远离自己。

老年人高血压：
岁数大了，要严防死守血压

——— * ———

不要觉得 "年纪大了血压高一点没关系"

一直以来，高血压都被视为 "老年病"，即便是在中青年高血压发病率越来越高的今天，高血压患者的主要人群依然是老年人。

这跟老年人的生理特点分不开。一般来说，40 岁以上的人群，年龄每增加 10 岁，血管的收缩压就有上升 10mmHg 的可能。原因是，动脉血管会随年龄增长发生退行性变化，一则是血管壁因细胞老化而硬化，二则不好的生活习惯日积月累，就会导致动脉粥样硬化。大血管硬化后弹性降低，这正是高血压发病的主要原因。所以，从这个意义上来说，人老了，血管僵硬了，血压自然就比年轻人高，不必对血压的升高过于大惊小怪。

但是，这绝不意味着年龄大了，出现高血压就是理所当然的事情。有不少老年的高血压患者会跟我说："大夫，我都 70 多岁了，高压（收缩压）160（mmHg）应该不要紧。"似乎血压随年龄增高是理所当然的事情，完全不用放在心上。这种乐观的态度固然可贵，但有点过分乐观了，容易出现危险。

同样的血压值，老年人发生中风和其他心血管意外的危险性，必然高于同一血压水平的中年人。为什么呢？因为老年人身体各器官本身的健康状况比较差，他们的血压如果比较高，不但存在动脉硬化，而且加上年龄增大，往往合并有对健康构成极大威胁的合并症，如冠心病、糖尿病、高血脂等。在高血压状态下，发生心脑血管意外的危险性更会增加，因此年龄越大，高血压越危险。所以说，老年人千万不要觉得血压高一些没关系。

收缩压高，舒张压不高：未见得是好事

而且，很多人没有注意到，老年人的高血压有一定的特点：其中部分人只是收缩压升高，而舒张压是不升高的。这被称为单纯性收缩期高血压。

有不少老年高血压患者会高兴地跟我说："大夫，我的高压（收缩压）虽然高，可是，低压（舒张压）降下来了。"这真的是好事吗？不是的，事实上，当收缩压大于140mmHg，舒张压低于65～70mmHg，都会增加中风、心脏病等发病概率。所以，收缩压升高了很危险，舒张压过低同样危险。

而且，收缩压与舒张压这两个数值的差，我们称为脉压。脉压的增高，说明老年人大动脉弹性减退、变硬，大动脉不能有弹性地调节血管内的血液，加重了血管的负担。因此，当老年病人低压逐渐下降时，应注意控制自己的收缩压，如果不能及时控制自己的血压，大动脉硬化程度加重，收缩压将越来越高，而舒张压也会越来越低，造成血压很难控制的恶性循环，这是相当危险的，所以千万不要以为自己舒张压很低是好事。

老年高血压患者日常生活要谨记"四个注意"

注意饮食。老年人在日常饮食中要遵循低盐、低脂、高蛋白的原则。食盐的摄入量每天最好是 5 克以下。主要食用植物油，如花生油、菜籽油、大豆油等，适当限制动物脂肪和胆固醇的摄入，这样不仅有利于预防动脉粥样硬化，也便于控制血压。但为了满足人体对蛋白质的需要，除从谷物中获取蛋白质外，还应该多吃一些牛奶、瘦肉、鱼类等食物，同时，要保证摄入充足的蔬菜、水果，以补充维生素，调节体内的电解质平衡。

注意控制情绪。中医有"百病生于气"的说法，不良的情绪的确可以让心跳加快、血压升高。所以，老年人要注意控制情绪，别为生活琐事过于烦忧，做到清心寡欲，泰然处之，培养自己的兴趣爱好，能够自得其乐。这样会有利于神经内分泌调节，使血管的舒缩功能处于最佳状态，血压也会自然保持稳定。

注意运动和家务的活动量。老人大都不用上班了，但是家务活动是难免的，很多人还要带孙子孙女。因此，我在这里提醒一下老年人，不管是干家务活还是锻炼身体，都一定要注意不要过度劳累，而且要保证充足睡眠。

注意一些生活细节。比如，裤带扎得过紧，腹腔受压，腹腔内的血液分布在心、脑等脏器，会让血压升高。因此，老年高血压患者的衣裤不可以过于紧小，以柔软宽松为好。冬天最好穿丝棉衣、驼毛衣等，既轻快，又暖和。诸如此类的生活细节，我们在日常生活中都要多加留心。

预防高血压

血压高不高，生活习惯说了算

虽然高血压的发病原因复杂，但总的来说，大家都承认高血压是一种生活方式病。不健康的生活方式是引发高血压的重要因素。只要注意养成良好的生活习惯，比如掌握科学的饮食原则、制定合适的运动方案、巧妙利用生活中的降压小细节等，就能远离高血压的困恼。

"一二三四五"法则，打好预防基础

——— * ———

在预防高血压这个问题上，我建议大家参考"一二三四五"法则，这套法则是由中国营养学会提出的，并且在推行过程中已经得到了包括医生、民众在内的广泛认同。

"一"是指每天喝一袋牛奶

牛奶营养丰富自然不必多说，但对于预防高血压来说，关键在于它含钙量丰富。中国人的膳食有很多优点，但是也有缺钙的缺点。根据世界卫生组织的标准，成年人每天需要摄取钙 800 毫克，但我国的膳食习惯导致了我们的饮食普遍缺钙，一般成年人每天的钙摄入量只有 500 毫克左右，中国人差不多 90% 缺钙。而每袋牛奶 237 毫升，含钙约 280 毫克，并且比较容易吸收，所以是补钙的理想食品。

有患者曾经问过我："牛奶应该从什么时候开始喝呢？刚出生的婴儿可以喝吗？"理论上我是建议从 1 岁以后再开始喝牛奶的。如果对牛奶耐受，就可以坚持终生。日本有句话："一袋牛奶振兴一个民族。"第二次世界大战后，日本政府每天中午给学生免费供应一袋牛奶。所以现在和中国同龄的中小学生相比，日本孩子的平均身高超过中国孩子。

当然，喝牛奶也是有讲究的。很多人喜欢早餐喝牛奶，这里我想要提醒大家，牛奶不要空腹喝，因为 7 ~ 9 点的早餐时间，是胃最活跃、"精力最旺盛"的时期，它已经做好准备帮我们好好消化食物了。因此，它的蠕动比较快。而牛奶是流质的，会让胃排空更快，营养成分来不及吸收。所以，早晨要喝牛奶，最好跟含淀粉比较多的食物，比如面包、馒头等一起吃，或者饭后再喝。而且，牛奶最好不要煮沸，温热的牛奶最好。

此外，还有一个广为流传的观念，说是睡前喝杯牛奶，既能养胃又能安眠，所以很多人都在这么做。但大家别忘了，很多年轻人的睡觉时间与吃饭时间之间距离很久，睡前往往已经饿了，所以睡前喝牛奶相当于是在空腹喝牛奶，这样做不大好。所以我建议大家，可以考虑饭后一到两个小时喝牛奶，这样才能既安眠补钙又不刺激胃。

还有人会问我："大夫，我一喝牛奶就拉肚子，怎么办呢？"这种情况，是"乳糖不耐受症"，在中国人中比较常见。这种情况该怎么办呢，有三种解决办法：一种是把牛奶分成少量多次喝，每次 120 ~ 240 毫升，而且两次喝牛奶的时间间隔稍微长一些，这样一般不会出现不耐受症状；一种是试着不要空腹喝牛奶，有人把牛奶跟其他食物一起进食，就会减轻或不出现不耐受症状了；还有一种就是用酸奶代替鲜牛奶，如果不爱喝酸奶，也可以喝豆浆，但豆浆中的含钙量只有牛奶的一半，大家需要更多的摄入量。

"二"是指每天吃 250 克左右碳水化合物

250 克碳水化合物大约相当于 300 克主食。当然，这个量是可以灵活把握的，胖人和瘦人、男人和女人需要的主食分量当然有所不同。它的核心思想是，我们要调控主食的摄入量，不要吃太多。可是不吃主食会不会饿呢？大家可以饭前喝点汤，这样能让食欲下降，食量会自动减少，从而避免摄入太多热量。

"三"是指三份高蛋白食物

很多人会觉得："为了预防高血压，不是应该避免摄入太多蛋白质吗？"这是种过于简单化的思想。蛋白质是健康的重要物质基础，不可以忽视，我们肯定是需要蛋白质的。牛奶就是高蛋白食物，除了它还有鱼类、瘦肉、豆类、鸡蛋等，它们都是优质蛋白的来源。对于预防高血压来说，鱼类蛋白是最好的，黄豆蛋白也不错。

之所以说三份，是为了强调种类的丰富，大家也可以吃四份，这都可以灵活掌握，但也不能摄入过多，否则会增加肾脏、肠道的新陈代谢负担。所以，大家一定要把握好度。你的体重是多少千克，拿这个数字乘以 1 或 1.5，就是你每天应该摄入的蛋白质的克数。

"四"是指有粗有细、不甜不咸、三四五顿、七八分饱

具体来说，就是粗粮和细粮相搭配，不要高盐高糖，少吃多餐控制食物总量，吃饭不要过饱。

从预防高血压的角度来看，不要过饱是很重要的。在保证摄入的营养能够维持身体各项机能正常运转的前提下，少吃一定是比多吃健康的。为什么呢？正所谓"过犹不及"，在吃饭问题上，"过"甚至还不如"不及"，因为吃多了会让我们的身体超负荷运转，肥胖是首当其冲的问题，随之而来的还有各种健康问题，也就是一系列的富贵病，当然包括高血压。

"五"是指每天吃 500 克蔬菜及水果

这一点不必赘述，如果大家还记得之前的内容，应该知道想要治疗高血压，多吃蔬菜水果是非常必要的。对于预防高血压来说，也是同样道理。

这五个法则的实际操作难度并不大，大家可以从这些原则出发，打好预防基础。

五味不过、不偏，百病不生
—— * ——

所谓五味，是指酸、甘、苦、辛、咸这五种滋味，这是中医对食物滋味的划分。"过"就是味太重，也就是超过了人体所能承受的限度。"偏"就是嗜食其中某种特定的味道。

古人认为，"天食人以五气，地食人以五味。"可见，谨和五味是饮食养生的重要方面。

五味"过"，伤五脏

如果五味过重，中医称作"五味过伤"。《医便·饮食论》里面是这样说的："五味入口，不欲偏多，多则随其脏腑各有所损，故咸多伤心，甘多伤肾，辛多伤肝，苦多伤肺，酸多伤脾。"可见，五味过重会对五脏造成损害。

《黄帝内经》中也提到，"多食咸则脉凝泣而变色；多食苦则皮槁而毛拔；多食辛则筋急而爪枯；多食酸则肉胝皱而唇揭；多食甘则骨痛而发落。"这段话大致是说，"吃得太咸，会抑制血脉的生发，因为血脉凝聚不通使人看上去面无血色；吃得太苦，会因为肺气得不到宣发而皮肤枯槁，毛发脱落；吃得太辛辣，手爪会因为筋肉失去弹性而显得干枯；吃得太酸，会因为肝气盛而脾土衰，使肌肉角质变厚而嘴唇外翻；吃得太甜，会因为肾的收敛之功受到影响，造成头发的脱落。"所以，我们要让酸、甘、苦、辛、咸这五味平衡摄入，而不能太重，也不能有所偏嗜。

现在我们从预防高血压的角度来看看，我们更应该注意避免哪些味道不能"过"：

首先最重要的就是不可以"过咸"。摄入过多钠盐对于高血压的危害前面我们已经讲过了，《黄帝内经》刚刚也提到，吃得太咸容易让"脉凝泣"，影响血液循环，对控制血压没有好处。而且，从中医角度来看，吃太咸的食物还容易导致痰湿或湿热体质。这是因为，咸了我们就会口渴，水喝多了超出了消化的限度，在体内积聚成痰，化生湿热，就容易形成痰湿或湿热体质。对此，唐代名医孙思邈有一段精辟的论述："不欲极饥而食，食不可过饱；不欲极渴而饮，饮不欲多。饥食过多则结积，渴饮过多则痰癖也。"而体质问题，可以带来一系列健康问题。所以，我们一定要控制盐的摄入量，每天包括酱油、咸菜、味精等调味品摄入盐的总量不要超过 6 克。

然后是不可以"过辛"。辛辣诱发高血压的可能性，之前我们已经谈过了。从中医角度来看，过辛是伤元神的，清代尤乘《寿世青编》中说"养体须当节五辛（五辛指一葱、二薤、三韭、四蒜、五兴蕖），五辛不节损元神"。辛辣食物虽然开胃，但多吃会伤人元气，所以明代高濂在《遵生八笺》中也说"若要无诸病，常常节五辛"。需要提醒大家的是，烟酒也归于"辛"类。

虽然从预防高血压来看，大家尤其不可以过咸、过辛，其他三味也是需要注意不要太过的，过甜的食物伤肾、过酸的食物伤脾胃等。明代有个叫万全的人写了一本《养生四要》，里面说："五味稍薄，则能养人，令人气爽；五味过重，多随其脏腑各有所伤，初伤不觉，久则成患也。"的确是这个道理，五味平衡、清淡有利于养生，反之就会伤身。

五味"偏"，营养不均

除了五味不要"过"之外，还不要"偏"，也就是不要特别偏好某一种口味。比如，江浙人偏吃甜食，容易形成痰湿、气虚或阳虚体质；而两湖川渝赣人都偏好辛辣，容易催生与加重湿热和阴虚体质。而体质差，则百病丛生。

之所以这样是因为，我们吃的五味进入体内之后，本来就是各有所偏的。《黄帝内经》说"酸先入肝，苦先入心，甘先入脾，辛先入肺，咸先入肾"，说明五味各有所主，而五脏各有所需。五味进入体内，根据各个脏器的需要来为它们服务。只有五味调和，才能让五脏六腑各取所需，身体康健。假如少了某一种或几种滋味，营养就不够均衡，某些脏器就会受影响。

所以，想要保养身体，要做到食而不偏、味不可过、冷热适中、五味相宜，这样才能让身体拥有极为平衡舒适的状态，才可能有效地预防各种疾病。

控制体重，别让自己过度肥胖

——— * ———

在本书的一开始，我们就讲了，过度肥胖者和有遗传家族史的人一样，都属于特别容易患上高血压的人群。如果我们太胖，体内脂肪过多，会对血管造成一定的挤压，当管道被挤压以后，动力源需要加大动力，才可能使原来的循环达到流通，动力源的动力加大，管道压力也会随之加大，就形成了高血压。在美国，有60%的成年人体重超标，占高血压人群的比重相当大。可以说，高血压和肥胖是一对形影不离的好兄弟。

你可以通过控制体重来降低患高血压的风险。对于肥胖的人而言，体重哪怕只是降低一点点，对于疾病的预防都会有明显的影响。所以，大家一定要提高自己对体形肥胖的重视程度，不要以为胖一点只是影响形象而已。为了预防高血压，我们一定要留意体重指数。

什么是体重指数呢？体重指数＝体重（千克）/身高^2（米）。比如说，假如你身高1.8米，体重80千克，那么体重指数就等于80除以1.8的平方3.24，结果等于24.7，这就是你的体重指数。那么这个体重指数处于什么水平呢？

中国成年居民超重与肥胖的标准是这样规定的：体重指数＜18.5，体重过低；18.5≤体重指数＜24，正常体重；24≤体重指数＜28，超重；体

重指数 ≥ 28，肥胖。可见，体重指数 24.7 是稍微有一点超重的，但是不严重，不必刻意控制饮食。

还有另一种比较简单的计算方法，就是用身高（厘米）减去 105，得出的数目是你应该有的标准体重（千克）。比如，身高 180 厘米，那么你的标准体重就是 75 千克。

判断自己是不是肥胖还有一个方法，就是测量腰围。我国居民的正常腰围是：女性小于 80 厘米，男性小于 90 厘米。假如你的腰围严重超标，尽管体重总数不是很高，也要密切关注自己的健康问题了，包括血压。因为虽然胖有很多种，但这种脂肪集中在腹部上，腰围粗、大肚子，也就是"向心性肥胖"的这种胖最危险，它非常容易引起高血压和高血脂等代谢综合征。

对于过度肥胖的人群，我给大家这样一些建议：

避免高脂肪、高热量的食物

脂肪的卡路里是非常高的，产生的热量比糖和蛋白质都高。一些常见的高脂肪食物有：黄油、肥肉、油炸食品和快餐食品。这些都是过度肥胖者应该尽量避免的。另外，含淀粉过多和极甜的食物会导致身体吸收过多的热量，也应该尽量避免，如藕粉、果酱、糖果、蜜饯、麦乳精等。

选择低脂肪、低热量的食物

首先我给大家推荐海藻。海藻是一个总称，包括海带、紫菜、裙带菜这类家常用菜。这些海藻类食物中都有一种叫作海藻酸的胶状物质，因为它多存在于褐色海藻中，因此也称为褐藻酸。海带用水一泡，表面会有一层黏糊糊的胶状物，那就是海藻酸。这种海藻酸，实际上是包裹着钾、钙、镁等金属离子的混合物。它有一种特性，在酸性环境里，会与钾、钙、镁等金属离子分离；在碱性环境中，又与钠等金属离子结合。这种特性对于预防高血压有什么好处呢？

我们已经知道了，诱发高血压的一个重要原因是人体内钾低钠高的状态，钠和钾失去平衡，才出现了高血压。而海藻的神奇之处在什么地方呢？它们进入人的胃以后，在胃酸作用下，海藻酸释放了所含的钾等金属离子。但由于海藻酸不能被胃消化吸收，所以它要继续在人体内"旅行"。海藻酸进入肠道后，由于肠道是碱性的，它又要寻找金属离子结合，由于人每天都吃盐，肠道里钠离子最多，于是海藻酸就大量地与钠离子结合，并将其牢牢包裹直到排出体外。显而易见，吃海藻正好可以补充钾和清除多余的钠，不管对于治疗高血压还是预防高血压，都是非常有帮助的。

除此之外，还有下面这些低脂肪、低热量食物，也是我特别向肥胖人群推荐的：

黄瓜。黄瓜中含有的丙醇二酸，有助于抑制各种食物中的碳水化合物在体内转化为脂肪，有利于减肥。

白萝卜。 白萝卜含有辛辣成分芥子油，芥子油具有促进脂肪类物质更好地进行新陈代谢的作用，可避免脂肪在皮下堆积。

冬瓜。 冬瓜清热利水，且能去掉体内过剩的脂肪，具有较强的通便作用。

绿豆芽。 绿豆芽含水分多，吃了之后产生的热量少，不容易形成脂肪堆积皮下。

大豆及豆制品。 大豆及豆制品含有丰富的不饱和脂肪酸，能分解体内的胆固醇，促进脂质代谢，使皮下脂肪不易堆积，所以也适合肥胖人群食用。

山楂。 山楂是中医治疗肉食积滞、泻痢腹痛、疝气疼痛的常用药，含有山楂酸、鞣质、皂苷、果糖、脂肪酶、维生素 C 等成分，具有活血化瘀、消食化积等作用，有助于减肥，预防高血压。

选择高纤维的食物

高纤维的食物可以增加饱胀感而热量却很少。这些食物主要是水果和蔬菜。不仅如此，它们还是维生素的重要来源。

控制食量

人之所以会肥胖，很大的原因在于摄入太多消耗太少。所以，要控制体重，就要控制食量。但是，人们往往有这样的误解：这个食量就是指米饭，少吃饭就行。事实上，这里指的量，要用总热量来衡量。米饭的热量比肉类的热量要少得多。假如你少吃饭、多吃肉，反而会增加总热量的摄入。所以，大家可以简单了解一下各种食物的热量值，计算一下自己每天摄入的卡路里，通过这种方式控制每天摄入的食物总热量。

进行适量的体育运动

经常进行体育锻炼的人患高血压的风险要比不运动的人低很多。大家需要注意的是，在办公室里来回走动，或做家务不能算运动。运动一定要出汗，有一定的疲劳感，保持一定的运动时间才可以。每天进行 30 分钟的运动，就有助于预防高血压，并且维持心脏的健康。所以，虽然过度肥胖的人运动起来很痛苦，还是要推荐大家忍耐一下，为了自己的健康，早日把过多的脂肪减下去，否则早晚要面临各种健康问题。

改变煎、炒、烹、炸的烹饪方法

中国人喜欢的煎炒烹炸等烹饪方式，会让食物更加美味，然而也会让人在不知不觉中摄入过多的油分和盐分。可是，假如让我们像西方人一样吃沙拉、清水煮菜等，很多人可能又觉得太过折磨。针对这种状况，我有这些建议给大家：

第一，猪肉热量要比等量的鱼、虾、鸡、兔和内脏高 3 ~ 6 倍，所以用其他肉类代替猪肉；

第二，把肉类切成肉丝、肉末，或者做成焖排骨（带骨）、酱汁虾（连壳），这要比炖肉、炒虾仁显得量多而且省油；

第三，50克面粉可做成十几个小馄饨或摊烙成多张薄饼（卷合菜），比做成一个小馒头显得量多而饱腹，可避免摄入过多碳水化合物；

最后，请尽量采用蒸、煮、熬、烩、凉拌等烹调方法，不要煎炸食物，这样可以减少热量摄入，而且也更健康。

肥胖人群一定要管住嘴，严格控制饮食。但是这并不意味着他们就应该断食或者一下子减少特别多食量，这样的减肥方法是不够科学的。我一向主张减肥要循序渐进，消瘦过快，会引起生理上的不良反应。所以，应该持之以恒地改变原有生活、饮食习惯，慢慢减少热量供应，将所摄入热量降低至其正常需要的60%～70%。

即便身材苗条，也要预防高血压

———— * ————

很多人都知道，如果体形肥胖，就容易患高血压，于是，他们推导出了这样一个结论：只要我不胖，就不容易得高血压。这样想原本没错，但假如继续推导下去，变成"只要我不胖，就不会得高血压"，这就有麻烦了。

我接诊过的高血压患者中，有三成左右是体形偏瘦的，她们的体重甚至都算不上是标准体重。最为典型的是一些女性患者，她们不仅明显消瘦，有的甚至都已经到了营养不良的程度，所以对于自己的高血压非常惊讶："高血压不是富贵病吗？不是吃得太好、太胖才会得吗？我怎么也会有高血压？"

每当这时候，我都哭笑不得，既对她们的处境感到同情，又对她们的无知感到遗憾。

高血压这么常见的病症，大家真的应该加强对它的了解才行。要知道，引发高血压的除了体重因素之外，还有年龄、生活习惯、工作压力、性格、遗传因素、烟酒等，以及我们今天的医学水平尚未发现的一些原因。体重超标，只是其中的原因之一。所以，大家千万不要误以为只有超重的人才会得高血压，身材苗条的人同样需要当心。

也许你的消瘦和苗条，是因为承受了工作和生活中的过多压力。现代人生活节奏变快，工作也紧张，不少人年纪轻轻就承受着各种各样的压力，常常因为工作而得不到正常的饮食和休息，睡眠不足质量又不高，有的还经常熬夜。这些长期生活在压力和忙碌中的人群，尽管身材标准甚至偏瘦，同样容易诱发高血压。

而且，大家可能不知道，这些身材苗条的人如果得了高血压，病情发展可能比患高血压的胖人更严重。

临床上我们发现，在同样患高血压的情况下，瘦人比胖人更容易出现心脏病发作和脑中风。美国的学者对这个现象进行了一些研究，发现瘦人比胖人更危险主要有以下这些原因：

首先，身材比较苗条的人，他们出现高血压的平均年龄比胖人大，因而其他与年龄相关的并发症，比如血管硬化、心脏代偿性肥大等，相对也比较明显。而血管硬化会使动脉本身的弹性降低，血管的弹性差就会影响大动脉缓冲血压变化的潜力，也会增加血液通过小动脉时受到的阻力。这些现象，都会诱发出现更多高血压并发症。

其次，有句话叫"心宽体胖"，在性情、心理素质方面，瘦人往往在应激反应过程中倾向于急躁、激动。每当人情绪激动、怒发冲冠的时候，血压也会在偏高的基础上再创新高，加重心脑血管在压力下受伤的机会。所以，瘦人如有高血压，平均血压值往往会比胖人更高。

而且，得了高血压之后我们肯定要进行降压治疗，可是很多降压药在瘦人身上产生的疗效比胖人差。如果照搬常规疗法，且缺乏对疗效的及时监测，往往会延误病情，让血压一再创新高，后果相当严重。

所以大家可以看到，如果瘦人患了高血压，甚至比胖人更有可能出现严重的并发症。

很多平时过于大意的瘦人，等到发现自己患上高血压时，往往已经很严重。因此，即便我们没有肥胖这一诱发高血压的隐患，也一定要格外关注自己的血压，平日里重视自我保健，以降低心脑血管疾病的发病风险。

易感高血压人群，别让自己缺钙

—— * ——

钙吸收减少，是高血压的发病原因之一

大家都知道孩子缺钙会影响长个儿，成人缺钙容易腿抽筋，孕妇缺钙容易出现妊娠中毒症，老人缺钙容易骨质疏松……那么，大家是否知道，如果长期缺钙，还容易引起高血压？

美国的医学研究人员在调查中发现，每天摄入的钙少于 0.5 克的孕妇，与每天摄入的钙大于 1 克的孕妇相比，前者高血压的发病率高于后者 10 ~ 20 倍。对一般人群调查的结果显示，每天摄入的钙小于 300 毫克者，高血压的发病率是每天摄入的钙大于 1200 毫克者的 2 ~ 3 倍。最终结论是，钙吸收减少是高血压的发病原因之一。我们每天摄入的钙的含量，跟血压水平是直接负相关的。也就是说，我们摄入的钙多了，血压就低了。

钙之所以会有这种作用，主要是因为钙能够结合在细胞膜上，这就可以降低细胞膜的通透性，提高兴奋阈，从而使得血管的平滑肌松弛，压力自然不会特别大。同时，高钙可以对抗高钠所致的尿钾排泄增加，而钾离子对稳定细胞膜起着重要作用。维持足够的钙摄入量，就可以抵抗高钠的有害作用。大家知道，高钠有可能引起高血压，当钙抵消了高钠的这部分

危害，也就可以有效预防高血压。

而且，美国一些学者的医学研究报告指出，40% 的血压升高与甲状旁腺有关。甲状旁腺可以产生一种耐高热的多肽物质，这种物质是引起高血压的罪魁祸首，它被称为"致高血压因子"。致高血压因子的产生会受到低钙饮食的刺激，而高钙饮食则可以抑制其产生。所以，摄入足够的钙，就可以减少一些诱发高血压的因子，这也是它能预防高血压的重要原因。

当然，这也不是说，只要我们摄入足够的钙，就不会患上高血压。只能说，如果我们补充足够多的钙，就可以避免因为缺钙而引起的高血压，所以多补钙也是预防高血压的一个有力措施，尤其是对于那些本身肥胖、有高血压家族遗传史的易感人群来说，更是如此。

中国人普遍缺钙比较严重

对于中国人来说，补钙是一个长期而艰巨的任务。一般来说，营养学家建议成年人每天摄入钙 800 毫克，特殊人群，比如婴儿、孕妇、老人等则需要更多的钙。但根据 2010 年的"中国居民营养与健康现状"调查报告，中国人钙缺乏的程度非常严重，居民每天钙摄入量仅为 391 毫克，也就是说我们摄入的钙量远远不能满足身体需要。

这种现象其实也很容易理解，因为我们中国传统的膳食结构虽有很多优点，但缺少含钙高的食物。比如，我们没有喝牛奶的习惯，而喝牛奶是世界公认的最佳补钙方式。而且，我们很多人并不了解什么是正确、有效的补钙方式。有人会说，钙片里都是钙，补钙效果肯定最好。其实不然，通过含钙量高的食物来补钙才是最好的选择。

而且，钙的吸收需要维生素 D_3 的帮忙，否则它根本不会在体内长期停留。只补钙却不管维生素 D_3，照样可能会缺钙。而维生素 D 又叫"阳光维生素"，可以从阳光中获取，中国人本来就没有日光浴的习惯，而且很多上班族也没有时间晒太阳，这些都会影响体内钙的含量与吸收。

从食物中补钙才是最直接有效的补钙方式

明白了原因之后，现在我们要来关注解决方案。方案很简单，从日常饮食中补钙就可以了，这是最好的补钙方式。那么，哪些食物有较好的补钙效果呢？

比如：酸角糕、牛奶、酸奶、奶酪、泥鳅、河蚌、螺、虾米、小虾皮、海带、酥炸鱼、牡蛎、花生、芝麻酱、豆腐、松子、卷心菜、花菜、白菜、油菜等，它们的含钙量都相当高。

在这里我想要格外提一下酸角糕，酸角人称"钙中之王"，缺钙的人不妨多吃一些。而且，在补钙的同时，还需要多晒晒太阳，促进钙吸收。

多吃"镁"食，远离心脑血管疾病

———— * ————

镁："心血管卫士"，生命活动的激活剂

虽然和缺钙相比，缺镁的情况没那么普遍，而且看起来似乎缺镁也不会造成什么严重的后果，但是随着我们对镁的作用认识越来越多，我们发现它对心脑血管健康有诸多有益作用，补镁已日益受到重视。

而且，随着镁与高血压的发病之间的关系越来越清楚，人们已经开始关注补镁对预防高血压的作用。临床上我们已经发现，饮用水含镁量低的地区，高血压、脑卒中、冠心病的发生率及死亡率，都高于含镁量高的地区。显然，镁对心脑血管有明显的保护作用。所以，想要预防高血压，我们不能只满足于不缺镁，还要补充更多镁。

大家有没有想过，为什么冠心病、高血压、高血脂、心肌梗死、糖尿病等这些疾病，大都是在人到中年以后发病呢？医学专家的研究结论是：这些病都与体内镁含量降低有关。他们研究发现，因心肌梗死等病而死亡的患者，其体内镁的含量远远低于正常人。

也正是因为这样，镁被称为"心血管卫士"。作为人体必需常量元素之一，镁在人体运动功能活动中扮演着十分重要的角色。人之所以活着，

全靠人体内一系列复杂的生物化学反应维持着生命活动，而催化这些生化反应则需要上千种促酶（生物催化剂）。国外科学家研究发现，镁可激活325个酶系统，把镁称为"生命活动的激活剂"是当之无愧的。而且，镁对人的心脏血管具有重要的保护作用。人体如果缺镁，就会导致心跳过速、心律不齐以及心肌坏死和钙化等种种健康问题。

所以，想要预防高血压，除了注意劳逸结合、避免过度紧张、合理睡眠、控制钠的摄入量、多吃含钾食物之外，还可以多吃一些含镁的食物。

紫菜是"镁元素的宝库"

中国营养学会建议，儿童每天需镁 250 ～ 300 毫克，青春期约需 450毫克，成年男性约需 350 毫克，成年女性约需 300 毫克，孕妇及经期、更年期女性约需 450 毫克，老年人约需 500 毫克。

很多的食物富含镁，所以在正常摄入食物的情况下，一般不存在缺镁的问题。但问题是，在运动后和高温条件下，特别是长时间、高强度运动，会大量消耗体内的镁，从而让血清中的镁明显下降，降低肌肉的活动功能，甚至还会发生抽搐、痉挛等。这表明，我们体内已经严重缺乏镁了。

营养学家推荐的富含镁而且其他营养素都比较齐全的食物有：

谷类。如荞麦面、小米、玉米、高粱面等。

豆类及豆制品。如黄豆、黑豆、蚕豆、豌豆、豇豆、豆腐等。

蔬菜及水果、干果类。如雪里蕻、苋菜、芥菜、干蘑菇、杨桃、桂圆、花生、核桃等。

海产品。如虾米、紫菜。特别是紫菜，它的含镁量最高，每100克紫菜含460毫克镁，被誉为"镁元素的宝库"。

上面给大家介绍的这些食物，都可以很好地帮我们补充更多镁元素，大家不必把它们作为餐桌上的主角，但可以刻意地适当多摄取一些，以保证镁的供给充足。

休息好了，血压不升高

——— * ———

对于任何人来说，休息好都是非常有必要的，想要预防高血压当然也是这样。有人会说："休息好还不容易啊，多睡觉就是了。"当然不是这么简单，保证良好的睡眠质量只是休息好的一个方面，我们还有很多日常细节需要注意，现在一一来看：

保证睡眠时间与质量

睡眠障碍与高血压有着千丝万缕的联系，所以保证睡眠质量对我们的健康是十分重要的。

尤其是老年人，他们机体的各种脏器功能都已经处于不同程度的衰退状态，所以更应该注意休息，避免过度劳累。不过，一般来说"老人觉少"，所以老年人的睡眠时间可以适当地比年轻人短一些，但是一定要保证睡眠质量。

很多年轻人喜欢睡懒觉，他们需要更多睡眠时间却往往没有条件，所以最好养成早睡不熬夜的习惯，每天尽可能保证有 7～8 个小时的睡眠时间，同时也要保证睡眠质量。

如果你一直都睡眠质量不好，更要密切关注这个问题。假如是偶然因为有心事、工作压力大等原因造成的短时间睡眠不好，一般来说可以通过睡前听一些轻音乐、洗热水澡等生活方式的改善，尽快调整暂时性的生物钟紊乱。

与此同时，也要密切观察血压的变化。而假如你长期睡眠不好，可能需要在医生的指导下服用一些帮助睡眠的安定类药物，此时最好选择短效安眠药，这样对于上班族来说不会影响第二天的工作，对身体的副作用也会更小一些。

生活起居要有规律

《黄帝内经》早就提出了"起居有常"的养生原则，要求人们根据人体的生物钟节律要求，保持自己作息和日常生活的各个方面的规律性，并且让这个规律合乎自然界的规律，这是强身健体、延年益寿的关键。所以，日常生活中，我们要养成按时休息、按时起床、按时就餐的良好作息习惯。

然后，可以养成午睡的习惯，尤其是老年人。时间最好控制在半小时到一个小时之内，老年人的午睡时间可以适当延长。年轻人要上班，如果没有条件午睡，也要尽量小憩一会儿，可以在办公椅上闭目养神，让全身放松休息一会儿。

上班需要时刻盯着电脑的人群需要注意，每使用电脑半小时或一个小时，至少要休息五分钟。这不仅仅是为了保护眼睛，也是为了缓解长时间使用电脑造成的精神紧张，所以我建议大家在电脑前工作半小时之后，就站起来走一走，或者向远处眺望，做一下深呼吸，这些都是舒缓身体与压力的好方法，对高血压的预防很有帮助。

晚上睡觉之前，大家要注意少吃东西多泡脚，包括晚餐也不应该多吃。很多年轻人白天上班只能吃工作餐，于是晚上就开始大吃大喝，这会导致胃肠负担加重，影响睡眠，不利于预防高血压。

而睡觉前用热水泡脚，然后按摩双脚的脚心，促进血液循环，不仅有利于解除一天的疲乏，助我们安睡，还能帮助预防高血压。

节假日的娱乐活动要有节制

不管是中青年人还是老年人，娱乐活动都要有所节制。比如下棋、打麻将、打扑克要限制时间，一般以 1 ~ 2 小时比较合适，通宵搓麻的行为肯定是不可取的。

而且在这些娱乐活动中还要注意控制情绪，坚持以娱乐为目的，不可以过分计较输赢，否则这些强烈情绪的刺激会导致血压暂时升高，久而久之就可能变成高血压了。

即便是看电视也应该控制好时间，也不要看内容过于刺激的节目，否则都会影响身体的放松与休息。

参加劳动或运动，消除大脑疲劳

虽然我们谈的是要养成良好的休息习惯，但是一般来说，作为一种"富贵病""文明病"，从事脑力劳动的人得高血压的概率更高一些，所以为了预防高血压，脑力劳动者尤其是写字楼整天坐着不动的白领，要提醒自己参加一定的体力劳动，或者运动。保证自己每周至少运动3次，每次至少30分钟。不管是劳动还是运动，都可以让肌肉和周围的血管舒张，并有利于消除大脑的疲劳，预防血压升高。

给血管做操，增强血管弹性，预防高血压

—— * ——

高血压是因为血管壁遭受的压力过大，而动脉硬化是因为血管的弹性不够，这一类的血管病都跟血管的健康状况有关。假如我们能够让血管更有活力，也就能有效预防高血压了。

和我们身体的肌肉一样，血管也可以经常做做体操，这样有助于让它保持更加年轻的状态。可是，该怎样给血管做体操呢？我们甚至碰都碰不到它。别着急，我们有方法。

洗冷水澡就是给血管做"体操"

大家可能听到过一句话，"要想身体好，每天冷水澡"。对于大部分健康人来说，如果洗冷水澡的方法正确，洗过之后都会觉得神清气爽，这是有利于健康的。活了 101 岁的人类学家马寅初老先生就有洗冷水澡的习惯，他的高寿除了得益于他的养生外，也与他有着健康的血管有关。那么，洗冷水澡对血管有什么好处呢？

大家知道，我们的皮肤遇冷会收缩，所以刚开始洗的一两分钟，冷水会让皮肤表皮收缩，血液流向内脏，但两三分钟后，身体适应了这种温

度，血液会重新分配，回流到皮肤表皮，整个过程就像给血管做"体操"一样，不仅可以增强抵抗力，还会增强血管弹性、预防动脉硬化。所以，对于预防高血压大有好处。

高血压患者不宜洗冷水澡

但是，虽然洗冷水澡有诸多好处，却不是人人都可以消受的。下面这些人群和这些时刻是不适合洗冷水澡的，大家要引起注意：

婴幼儿及 60 岁以上的老人最好不要洗。

女性在经期、孕期、月子期不宜洗，平时水温也要避免过低。

对冷水敏感者也不宜洗，否则会起疹子。

风湿病、坐骨神经痛患者受冷水刺激会加重局部疼痛，也不宜洗冷水澡。

高血压患者不宜洗。如果你已经患有高血压并且有颈部酸痛、头晕、头痛等症状，就不要洗冷水澡了。因为洗冷水澡时血管会急速收缩，使血压飙高。所以，洗冷水澡只适合预防高血压，不适合治疗高血压。

五脏功能不全者不宜洗。由于洗冷水澡时血液会急速往心脏冲，会使心脏无法负荷，所以心脏病患者不宜洗。而肝、肾、肺功能不佳的人，同样也因器官可能无法负荷，不适合洗冷水澡。

因长期持续加班或生病而导致免疫力较差的人，洗的时候要慎重。

刚喝完酒不宜洗。喝酒后皮肤的毛细孔因为发热全都张开了，洗冷水澡的时候，又会因冷水刺激而急速收缩，冲击太大，会使身体难以承受，反而容易生病。

激烈运动后不宜洗。从事激烈运动的时候跟喝酒一样，会使皮肤的毛细孔全部张开，如果这时候马上洗冷水澡，会让身体受不了。

刚吃饱不宜洗。吃饱了之后，血液会流往胃部帮助食物消化，如果马上洗冷水澡，会使血液从胃部流到身体其他内脏，影响消化，所以要在饭后半小时才能洗冷水澡。

身体不适的时候不宜洗。如果有感冒发烧或任何发炎等身体不适，这时候身体虚弱，就不适合再洗冷水澡了。

注意洗冷水澡的方式方法，防止出现意外

除了这些时刻和这些人群之外，在洗冷水澡的时候，为了只享受洗冷水澡的好处而不受到它可能带来的潜在风险的影响，我们还是要注意方式方法的，具体来说有下面这几点：

洗之前要先热身，尤其是体质不太强壮的人，可以让身体动一动，或者用手搓揉皮肤数分钟，让皮肤有点发红发热，搓揉时也能做经络按摩，然后再开始洗。

水温不要过低，以5～25℃这个范围比较合适。时间不是越长越好，10～15分钟就可以了，最长别超过半小时。

洗的时候先冲四肢。为了让身体慢慢适应冷水，洗冷水澡时，要先冲再泡，冲时也要注意先从手脚四肢开始冲数分钟后，最后再冲胸部，以免太刺激，身体会受不了。

感觉到不舒服就马上停下。洗冷水澡的时候，如果出现冻得发抖、皮肤苍白、头昏等身体不适的情况时，要立即停止，千万不要逞强咬牙坚持。

洗完之后还要注意保暖。洗冷水澡除了时间不能太长外，洗完后也要马上裹上浴巾或穿上浴袍，并且立即穿好衣服保暖，以免着凉。

假如是体质较弱的人，最好从夏天开始，一开始水温不要太凉，然后一直坚持下去，循序渐进。

假如你经常洗冷水澡，身体状况又相当不错，还可以采用冷热交替的方式，这样的效果会更好。但是大家一定注意，除非你已经习惯洗冷水澡或身体十分强壮，否则不要轻易尝试冷热水交替洗浴，以免发生意外。

泡脚举动小，预防功效大

—— * ——

有句古话叫"养树护根，养人护足"，还有一句叫"人老足先衰，脚寒百病生"，相信很多人都听说过。中医对脚是特别重视的，把它称为"第二心脏"。我们的脚掌，这个狭小的方寸之地却汇集了身体一半的经络，与五脏六腑都有密切联系。所以在古人看来，人的脚就好比是人体之根。

既然养人要护足，那么脚部的保健就非常重要了。不管是足部按摩还是足疗，都有很好的效果，但是让我们每天去做专业足疗或者按摩也不大现实。幸好，我们还有简便易行的方法可以选择，那就是每天睡前泡泡脚。泡脚是一种简单易行、效果显著、没有副作用的自我防病保健方法，尤其对中老年人的自我保健有重大意义。

泡脚时中药不能随便乱加

相信很多人都有泡脚的习惯，如果我们能够在此基础上有针对性地加入一些中药，会更好地起到预防疾病的效果。不过，这中药也不是随便乱加的，如果加得不合适，很有可能会出问题。

　　我就遇到过这样一位患者，老大爷 60 来岁，已经是十多年的老高血压了，不过由于一直坚持吃药，也相当注意饮食，所以这些年来血压控制得很好。

　　然而有一天，他从报纸上看到一则消息说，用艾叶加上红花泡脚，就可以活血化瘀、促进血液循环、消除疲劳。他感觉自己岁数大了，又有高血压，如果能促进血液循环，肯定会对病情有利的。

　　于是，他按照报纸上介绍的药方，从药店买来了艾叶和红花，晚上睡觉前，就用它们熬制成的中药汤来泡脚。谁知道，有一次泡完脚后他突然感到头晕眼花、心慌胸闷。他一测血压，结果发现血压陡然升高了不少。于是第二天一大早，他就赶紧上医院来了。

　　我告诉他："您用中药足浴，这种对身体负责任的保健意识非常好，可是呢，您没选对药。从中医角度看，艾叶和红花都有温经、散寒、活血、通络的作用，一旦浸泡时间太长，容易让高血压患者出现缺血状况，所以会出现头晕等不适症状。但是艾叶这种药，一般是对一些女性疾病，比如痛经、月经不调等有比较显著的疗效，对于高血压患者并不适合。您现在这种情况呢，不需要太担心，只要停止用它们泡脚就行。"

　　我这位患者是本身自己有高血压，所以用了不恰当的中药之后会有比较强烈的反应。

　　我相信很多身体健康的人自己选择的中药足浴药方也未必是适合他们自身体质的，只是暂时还没有表现出来不舒服的症状而已。所以，我还是要再次强调，即便是中药，即便是拿它们来泡脚，也不是我们自己可以随意使用的，最好在医生的指导下进行。

五大预防高血压的足浴药方

在这儿，我就给想要预防高血压的人群推荐几种临床上比较有效的足浴药方：

菊花枸杞桑枝。大家如果想要预防高血压，可以把菊花、枸杞子、桑枝、丹参这四味中药，与冰片少许煎药泡脚。对于气虚的中老年人，可加用党参、黄芪、白术等补气药。需要活血补肾的中老年人，可加用当归、赤芍、红花、川断等。如果冬天皮肤干燥、容易皲裂，还可以加用桂枝、银花、红花等中药。泡脚时每样取 15～20 克，用砂锅煎煮，然后将煎好的药液去渣倒进桶里，再加入热水，每天浸泡约 30 分钟就可以了。

桑叶芹菜。这是一道清肝降压的足浴方，既适用于各类型的高血压患者，也适合预防高血压。具体做法为：取桑叶、桑枝各 30 克，芹菜 50 克；将这三种材料加水 4000 毫升煎煮取液，先熏足后浸足，每天一次。

钩藤桑叶。取钩藤、菊花各 20 克，桑叶 15 克，夏枯草 30 克。把这四种药物加水 4000 毫升煎煮取液，先熏足后浸足，每天一次。

双桑茺蔚子。取桑叶、桑枝各 20 克，茺蔚子 15 克。将这三种药物加水 4000 毫升煎煮取液，先熏足后浸足，每天一次。

桑寄生桑枝。这个药方所需要的中药种类比较多，当然功能也比较全面，可以平肝益肝并且帮助稳定血压。具体做法为：取桑寄生、怀牛膝、茺蔚子、桑叶、菊花各 10 克，钩藤、明矾各 30 克，桑枝 20 克；把所有药物装在布袋里，加水 4000 毫升煎煮取液，先熏足后浸足，每天一次。假如时间不允许，也可以 2 ~ 3 天一次。

以上是一些常见的、效果比较好的预防高血压的足浴药方。大家可以看出来，对于高血压这种病来说，桑叶、桑枝是好东西，而且药效温和，所以大家泡脚的时候不妨多加一些。

以上这些药材在中药店都可以买到，而且价格也比较亲民，大家不妨长期坚持。

泡脚别忘了这些细节，以免好心办坏事

需要提醒大家的是，用中药泡脚最好不要用金属盆和塑料盆，因为这两种盆化学成分不稳定，容易与中药发生反应，生成一些有害物质，导致药液有效成分损失，使药物的疗效大打折扣。所以大家用中药泡脚，最好用木盆或者搪瓷盆。

而且，老人泡完脚以后，别着急去倒洗脚水，最好平躺或者半躺 3 分钟。因为泡脚的时候全身的血液都流注到下半身，老年人血液循环功能本身较弱，如果突然起身，血液不能及时增援到上半身，容易造成一过性的眩晕。

而且，泡脚的水温不是越高越好，泡脚时出汗也不是越多越好，后

241

背、额头微微有汗就可以了，千万不能泡得浑身大汗。因为中医认为"汗为心之液"，出汗太多不利于心血管系统的健康。所以，心脏病、心功能不全、低血压、经常头晕的人，都不适合用太热的水泡脚。

尤其需要提醒的是，糖尿病患者泡脚一定要留意水温，因为糖尿病患者末梢神经常不能正常感知外界温度，即使水温很高，他们也感觉不到，容易被烫伤，从而引发严重的后果。他们可以选择有温度刻表的足浴盆，或者先试好水温后再把脚放进去。

脚踝血液流通，心脏没负担，血压不高

—— * ——

脚踝直接决定心脏的血流是否畅通

刚刚我们讲了泡脚的种种好处，那是因为脚对人体非常重要，它堪称人体的第二心脏，把它养好了，就等于养好了身体的根。不过，这个"心脏"肯定不是孤立存在的，它靠脚踝与身体相连接。所以，脚踝也是相当重要的。

显然，如果说脚是第二心脏，那么脚踝就是脚部血液流动的重要关口，直接决定了"心脏"的血流是否畅通。如果脚踝柔软有弹性，那么回到心脏的静脉血液就能顺利通过脚踝；如果脚踝老化僵硬，那么回到心脏的静脉血液就会像"塞车"一样瘀滞在脚踝附近，这样会使心脏的负担加重，长期下去就可增加患高血压的危险。我们可以说，脚踝周围的血管网反映了人体外周血管的状况。所以，保持脚踝的健康活力，也是预防高血压的重要途径。

从中医角度来看，经常活动踝关节，不仅可以刺激脚踝上的商丘、解溪、中封、昆仑等穴位，还可刺激足部的涌泉、太冲、隐白、内庭等穴位，调理疏通了人体近半数经络，既能运行气血、补益肝肾，又能防治高血压、失眠、神经衰弱、消化不良等病症，强身健体的效果相当不错。所以，我们不妨每天抽点时间活动活动踝关节。

四个小动作让脚踝的血液流动无阻

那么，具体该怎么做呢？跟活动颈部、肩部、腰部一样，我们活动脚踝也可以通过做体操或按摩等方式，让脚踝由僵硬转化为柔软灵活的状态，尤其对于老年人，不但可以使回流到心脏的血液顺畅地通过脚踝，还可以预防甚至缓解高血压的症状。

不过，喜欢运动的人应该知道，脚踝也是一个比较脆弱的部位，如果力度或者角度不对，就特别容易受伤。而且考虑到需要预防高血压的人群中很多是老年人，他们需要简便、安全的运动，所以我会建议大家在活动脚踝的时候，选择下面几个比较简单的动作就可以了：

上下活动脚踝。我们可以坐在椅子上或床上，一只脚着地，另一只脚略微伸直，配合呼吸，活动脚踝及脚掌。具体做法为：呼气时脚尖尽量向下压，吸气时脚尖尽量往上勾。保持平稳呼吸，两脚各做10次，多做不限。

旋转脚踝。用跷二郎腿的姿势，把左脚抬起，放在右侧大腿上，以右手手指能轻易握住左脚趾为标准。然后左手握住左脚踝的上方，使脚踝不致移动，右手握住左脚前掌，向左右各旋转10次，然后换右脚来做。

伸直脚踝。采用跪坐的姿势，脚背朝下，上身缓缓向后仰，以尽量拉伸脚踝前端的肌肉（此刻脚踝被拉得很酸），保持这个姿势约 1 分钟，或者更长时间。当然，也不要太长了，尤其是老年人，免得肌肉或韧带拉伤，最多不要超过 5 分钟。

悬空脚踝。我们可以站在台阶上或木板上，两脚脚尖前 1/3 着地，其余 2/3 悬空站立。为了强化脚踝力量，可踮起脚尖，放下；再踮起，再放下，共做 10 次。

大家如果跟着我的描述试着去做了就会发现，这些动作简单易学，对位置和力度没有推拿按摩要求那么准确，只要让脚踝有舒适、略微发热的感觉，就能起到作用。大家可以根据自身情况，选择每天早晚、长走后，或者睡前、睡醒后，规律性地锻炼脚踝。长期坚持，就一定能收到相当好的保健效果。

但是，还是要提醒大家，不管是年轻人还是老年人，在活动脚踝的时候都要量力而行，把握好力度、角度，不要因为用力不对或用力过大、过猛而伤了脚踝。

驾驭不了情绪，高血压就会驾驭你

———— * ————

难以驾驭自己情绪的人容易得高血压

每个人会有不同的性格、不同的脾气，有些人脾气暴躁，有些人性情温和，这在一定程度上会影响到我们与人的交往。于是很多人都意识到了，性格是一种社交问题，但他们可能没有意识到，性格也是一种健康问题。某些性格，比如暴躁易怒，是诱发疾病的危险因素。比如，前面我们已经讲过了，过激的情绪和巨大的压力都是血压升高的诱因。

不得不说，我们的身体是一个非常奇妙的结构，心与身是密切相关的整体，身体上的疾病可以影响心理，心理因素也可影响身体。比如，紧张恐惧时会出现心动过速、呼吸急促、出冷汗、脸色苍白，甚至全身发抖、血压升高等反应，这种现象称为心理生理反应。如果偶尔出现，只会是暂时现象，但如果经常出现，就会产生对躯体的损害，引起心脏、胃肠、脑等器官的病变。这种在起病原因上存在明显心理因素的躯体疾病，被称为心身疾病。而高血压，正是这样一种疾病。

虽然原发性高血压的发病原因十分复杂，但是调查显示，在原发性高血压患者中，超过七成的人存在不良心理因素，而接受心理干预者几乎为零。尤其是许多中年高血压患者，或者因为工作压力大，或者因为家庭杂务繁重，都面临一定的心理问题。他们不懂得心理调适，也不懂得释放压力、化解不良情绪。于是，这些难以驾驭自己的情绪的人，身体在外界及内在的长期不良刺激下，使得中枢神经系统的兴奋与抑制过程失调，导致血压升高。时间长了，就有了高血压。所以为了预防高血压，我们需要在日常生活中学会主动控制自己的情绪。

情绪波动时的"自我控制"

也许"自我控制"听起来是个有点空洞的词汇，但细说起来它的内涵却很明确。它可以理解为：认识、培养、建立、维护自己生活的规则和模式，然后努力让自己的生活变成某种样子。或许你觉得自己自制力不错，那么，在一天高强度的工作或应酬之后回到家里，你是否还可以轻易控制自己的情绪呢？如果不能，就不要对自己的自制力太过自信了。

自制力直接影响着人脑的反应速度以及感受的强度，悲伤、恐惧、愤怒、好奇、欢快等种种情绪在自制力低下时都会被放大。所以，通常，自制力强是一个很好的信号，它意味着你有足够的力量，能够掌控自己的人生和命运。如果自制力差，结果当然是相反的。

所以，不管是愤怒、焦虑、恐惧，还是大喜大悲等情绪，都是需要注意控制的。不管出现了哪种激烈的情绪，我都向大家推荐下面这种方法来让情绪变平和：

情绪有大的波动时，我们可以先长长地呼一口气，然后缓缓地喝口热水。如果是在室外，没有条件喝热水，也可以忽略这一步，让自己找一个安静的地方暂时休息，强迫自己默念"放松、放松、放松……"30～50次，通过这种心理暗示让自己身心放松。与此同时，要配合深呼吸。反复进行，直到感觉自己已经平静下来。

宣泄压抑情绪的最佳途径：倾诉

尤其要提醒上班族的是，不要以为你自己脾气好，从来不跟人发火，就是情绪平和，就不会有患高血压的风险。你有没有想过，在你自己所谓的"情绪平和"背后，是不是隐藏着深深的压抑？

当我们的某种需求得不到满足，而这种需求又十分强烈却又无计可施时，压抑感就会产生，无论这种需求是合理的还是不合理的，是正当的还是非正当的，是有条件满足的还是根本不可能满足的，只要这种需求是梦寐以求的却又无法得到满足，就一定会感到受抑、烦闷。

当社会的总体要求与自己的愿望和追求相背离时，我们也会感到受束缚、受压制，但又不能为所欲为，这时也会产生压抑感。

当感觉自己负担过重，竞争的压力过大，别人对自己的期望值过高时，就会感到时时处处力不从心而产生压抑感，这时就会感到焦虑、消沉。

当人际关系不协调甚至产生隔阂而又无力扭转时，就会感到无奈、沉重而产生压抑感……

生活和工作中，能让我们产生压抑感的时刻有很多。这种心理上感到束缚、抑制、沉重、烦闷的消极情绪，通常表现为心情沉闷、烦恼不堪、牢骚满腹、暮气沉沉，时不时有股无名火，似乎一切都令人生厌，既不能分享他人的喜悦，也不能分担他人的忧愁，对他人的喜怒哀乐无动于衷，难以产生共鸣，失去广泛的兴趣，成天拘泥在自我约束之中，心中似有块石头难以消除，严重时还会有绝望之感。表面上看起来，它跟愤怒等明显有害身体健康的情绪不同，但实际上可能是一种更为可怕的情绪。因为它更加隐秘而慢性，在天长日久的累积中会变得非常强大，进而严重影响我们的身心健康。

对于这种压抑情绪，大家一定要努力把它宣泄出去，你可以选择自己喜欢的各种途径，但我要向大家推荐一种最根本的方法：倾诉，不管以何种方式。

人类的心理是很奇怪的，某些负面情绪你越想压抑，它们越是憋闷在心里难受，像火山一样需要喷发。所以，还不如让这部分情绪宣泄出去，也把郁积在胸中的憋闷发泄出来。而倾诉正是最好的途径。至于倾诉的对象，可以是朋友，可以是日记，也可以是你的小宠物，哪怕是一棵树……总之，要想方设法把内心一切的负面情绪都清除掉，清除得越彻底，你的身体和心理也就会越健康。

现在血压正常，不代表可以高枕无忧

—— * ——

有些人会认为："我每年进行体检，血压不高，也没有感觉到身体不适，所以高血压肯定跟我没关系，所有需要注意的事项也跟我没关系，我就可以高枕无忧、随心所欲了。"

高血压常常被称为"无声的杀手"，就是因为它的存在以及它的危险性常常被我们所忽略掉。大家已经知道了，一次测量的血压结果并不能真实反映我们的身体情况，而且高血压通常没有症状，少数人可能有头晕、头痛或鼻出血等症状，然而很多病人即使患高血压多年，甚至血压很高，仍然不会感到不舒服。所以，体检的时候血压正常以及没有任何症状，并不能表明你跟高血压就完全没有任何关系。而且，即便你真的血压正常、身体健康，也要有良好的自我保健意识，才能让自己持久地远离疾病。

一般来说，高龄（男性大于 55 岁、女性大于 65 岁）、吸烟、饮酒过多、肥胖、有心血管疾病家族史等，都是高血压的高危因素。即便你现在身体健康，假如拥有一项或者几项上述高危因素，就要格外当心了，一定要有定期检查的意识。

我建议大家，35 岁之后，每年查一次血压。如果有高血压、心脏病等家族史，就应该提前到 30 岁。也就是说，30 岁以后，应该至少每年到医院查一次血压。临床上我见过不少病人的高血压症状根本不明显，但发现患病时血压已经很高了，这就是没有在平常做好检查的后果。所以，我建议即使是身体完全健康的人，35岁以上每年也应当查一次血压。如果是超重或肥胖，平常又容易发生头晕等情况，建议3~6个月查一次血压。如果血压一直正常，那自然是最好的。倘若有所升高，我们就应该引起高度重视。

而且，我们在体检的时候，还要密切关注自己的血糖和血脂是否过高（它们影响着很多并发症）、体重指数是否偏高（确定自己是否超重或肥胖）、是否有蛋白尿（是否已经出现了肾脏的损害），必要时还需要测定血管弹性。通过这些检查，医生能够评估出高血压的危险情况，让你对自己的身体有一个更加客观的理解，而不是主观上的自我感觉良好。

除此之外，想要预防高血压这一顽疾，我们要时刻有防范意识，在日常生活中应该至少坚持做到以下四点：

合理膳食。一般来说，为了将体重指数控制在24以下，我们一方面要减少总热量的摄入，其次应限制总脂肪量，胆固醇应控制在每天300毫克以下，植物油每日不超过20克；而且还要定时、定量、定餐，晚餐应安排清淡且易消化的食物；低盐饮食，并多吃含钾、钙丰富的蔬菜、水果等食物。这样不仅能预防高血压，还可以改善自己的整体健康状况。

调整生物钟，告别不健康的生活习惯。大家要尽可能保持规律的作息时间，不要轻易地打乱自己的生物钟，避免让自己的精神状态长期处于高度紧张的环境，保持心理平衡，以减少高血压的发病概率。

　　适当锻炼，坚持有氧运动。有氧运动是指以增加氧气吸入和输送为主要目的的耐力运动。有氧运动可以减少体内脂肪，增加骨骼密度，改善情绪。比如跑步、骑自行车、游泳、打球等有氧运动，都是非常适合作为日常锻炼的类型。

　　保持良好的心态。不管你年龄大小，也不管处境怎么样，都要努力做到心胸开阔、乐观豁达、遇到烦心事不生闷气。在面对工作生活中各种复杂的人际关系时，要保持和谐的人际关系，理智地调控好心理状态，遇事妥善地处理。这样不仅有利于自己的人际交往与心理健康，更有利于身体健康。

　　高血压已成为现代生活的隐患，不管得没得，不管身体好不好，我们都可能受它威胁，所以日常要从方方面面注意，让身体健康，远离疾病隐患，做对自己健康、对自己人生负责的人。

如果医生得了高血压
Hypertension

FONGHONG
凤凰联动出品